三三

医书

裘庆元 辑

儿科秘本二种

专治麻痧初编
陈氏幼科秘诀

中国中医药出版社

·北京·

U0346084

图书在版编目（CIP）数据

儿科秘本二种/裴庆元辑.—北京：中国中医药出版社，2019.5

（三三医书）

ISBN 978 - 7 - 5132 - 4450 - 3

Ⅰ.①儿… Ⅱ.①裴… Ⅲ.①中医儿科学 Ⅳ.①R272

中国版本图书馆 CIP 数据核字（2017）第 236997 号

中国中医药出版社出版

北京经济技术开发区科创十三街 31 号院二区 8 号楼

邮政编码 100176

传真 010 - 64405750

河北新华第二印刷有限责任公司印刷

各地新华书店经销

开本 880×1230 1/32 印张 8 字数 132 千字

2019 年 5 月第 1 版 2019 年 5 月第 1 次印刷

书号 ISBN 978 - 7 - 5132 - 4450 - 3

定价 39.00 元

网址 www.cptcm.com

社 长 热 线 010 - 64405720

购 书 热 线 010 - 89535836

维 权 打 假 010 - 64405753

微信服务号 zgzyycbs

微商城网址 https：//kdt.im/LIdUGr

官方微博 http：//e.weibo.com/cptcm

天猫旗舰店网址 https：//zgzyycbs.tmall.com

如有印装质量问题请与本社出版部联系（010 - 64405510）

出版说明

　　近代著名医家裘庆元先生编辑的《三三医书》（又名《秘本医学丛书》），不仅保存了大量珍贵的中医孤本秘籍，而且所选书目多为家传秘本，疗效独特，简练实用，自 1924 年刊印以来，深受中医读者欢迎，对推动中医的发展起到了积极的作用。1998 年中国中医药出版社组织有关专家、学者对此书重新进行了整理出版，使此书得以更广泛的传播，影响日增。

　　然而，美中不足的是，原著三大卷，洋洋近五百万字，卷帙浩繁，所收的 99 种书籍又都随意编排，没有分类，给读者阅读、研究带来极大不便。有鉴于此，我们又对原著重新进行了整理编排：

　　1. 根据原著所收 99 本书每本书的基本内容，按中医学科重新进行分类编排，分为《医经秘本四种》《伤寒秘本三种》《诊法秘本五种》《本草秘本三种》《方书秘本八种》《临证综合秘本五种》《温病秘本十四种》《内科秘本六种》《外伤科、皮科秘本九种》《妇科秘本三种》《儿科秘本二种》《咽喉口齿科秘本四种》《针灸、养生秘本三种》《医案秘本十五种》《医话医论秘本十五种》，共 15 册，改为大 32 开简装本，分别刊印，以满足更广大读者的需求。

2. 全书改为现代简体横排。每本书的整理仍以上海书店影印本为底本，以现存最早刻本、影印本或近期出版的铅印本为参校本。除系底本明显由刊刻、抄写等导致的错误，经核实确认后径改（不出注），以及因版式改动，某些方位词如"左""右"相应改为"上""下"外，目录根据套书内容做相应调整，其余基本忠实原著。原书刊印时为填补版面而增加的"补白""告白"之类也予以保留。

限于水平，加之时间仓促，整理编排难免有错漏，欢迎读者批评指正。挖掘整理出版优秀的中医古籍是我们的重要任务之一，我们将一如既往，继续努力，为传播、弘扬中医药文化、知识做出更大贡献。

中国中医药出版社

2018 年 3 月

内容提要

《三三医书·儿科秘本二种》包括《专治麻痧初编》《陈氏幼科秘诀》等两部著作，主要阐述儿科疾病的临床证治。

《专治麻痧初编》汇选了《小儿药证直诀》《小儿斑疹备急方论》《幼幼集成》《痘疹定论》等七十余医家之痘疹精要，专论麻疹危证。《陈氏幼科秘诀》载述初生、沐浴、噤风、撮口、脐风、气闭等三十余种幼科常见病证治，方药多为家传方，系作者治疗儿科疾病之经验总结。

两本书所述内容既专且全，汇集了多个医家的临证经验，希望能给读者在临床诊治儿科疾病时提供参考。

作者简介

裘庆元（1873—1948），浙江绍兴人，近代著名医家。16岁时进钱庄当学徒，因患肺病，遂发奋专攻中医学，并广收医籍秘本，造诣日深。后渐为人治病，每获良效，名声大振。

逢国内时局动荡，遇事远走东北，得识日本医界名士，获睹大量祖国珍本医籍，深慨祖国医籍散佚之多，乃有志于搜求。民国初年返绍，易名吉生，遂以医为业，以济世活人为己任。当时受外来文化影响，民族虚无主义思潮泛滥，中医药事业处于危急存亡之秋，先生毅然以复兴中医为己任，主持绍兴医药联合会，与何廉臣、曹炳章等创办《绍兴医药学报》，兼编《国医百家丛书》，并任绍郡医药研究社副社长。1929年废止中医事起，先生赴南京请愿，积极参加反对废止中医药的斗争。1923年迁居杭州，成立三三医社，出《三三医报》。先生深慨罕世之珍本秘籍，人多自秘，衡世之书，人难得见，叹曰："医书乃活人之书，何忍令其湮没，又何可令其秘而不传。"于是，或刊广告，或询社友，征救全国收藏之秘籍，得书千余种。乃精加选辑，于1924年刊《三三医书》，共3集，每集各33种，每书各撰提要，使读者一览而知全书概况。

后先生又精选珍贵孤本90种，于1935年复与世界书局商定，刊行《珍本医书集成》第一集。其第二、三集编目虽已确定，但因抗战爆发，被迫中止。

医三书三

儿科秘本二种

医三书三 总目录

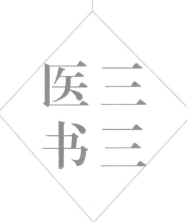

三三医书

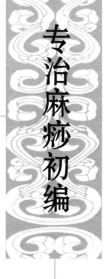

专治麻痧初编

清·凌德 辑

提要

　　《专治麻疹初编》六卷，清归安凌嘉六先生遗著，分述古编、征今编、方论编，参考各书七十余家。间如程凤雏之《慈幼筏》，高梅孤之《痘症管见》，吴志中之《儿科方要》，汤衡元之《婴孩妙诀》，董大英之《活幼悟神集》，张涣之《小儿医方妙选》，娄居中之《恤幼集》，皆世罕见者。夫麻疹为小儿之危证，近少研究之人。此书足为儿科界放一曙光。惟哲嗣永言社友，寄社多年，始行付刊，深致歉罪。

引言

痘疹麻痧类皆象形而名之也。惟麻痧证变幻莫测，向无专书，古人名言半多散见于痘科书中。且患家视为泛常，以谓风痧轻证，每多忽略，避忌漫不经心，迨至区陷告危，无从挽救，追悔何及。纵使天数当然，究由人事之未尽耳。伏读御纂《医宗金鉴》曰：麻疹须留神调治，始终不可一毫疏忽，较之于痘虽稍轻，而变化之速则在顷刻也。至哉训言，谆谆垂诫！爰不自揣谫陋，谨将古今麻痧证治汇录成编，厘为四编：曰崇正，曰述古，曰征今，附以成言曰言论，计六卷。后之学者果能寻原讨究，行远自迩，拯斯民于衽席，医岂小道云乎哉！

时光绪十六年龙集庚寅正月十五日丙辰立春
归安凌德蛰庵手自写本

目录

专治麻疹初编　卷一

归安凌德嘉六辑编　　　　男咏永言校字
归安吴炳旸秋陶参阅　　　孙男文寿校字
胞兄凌奂晓五参阅　绍兴裘庆元吉生刊行

御纂《医宗金鉴》疹门心法要诀

疹　原

麻为正疹亦胎毒，毒伏六腑感而出，初发之状有类痘，形尖渐密不浆殊，始终调护须留意，较痘虽轻变化速。

注：疹非一类，有瘙疹、瘾疹、温疹，盖痘疹皆非正疹也。惟麻疹则为正疹，亦胎元之毒伏于六腑，感天地邪阳火旺之气，自肺脾而出，故多咳嗽，喷嚏，鼻流清涕，眼泪汪汪，两胞浮肿，身热二三日或四五日，始见点于皮肤之上，形如麻

粒，色若桃花，间有类于痘大者，此麻疹初发之状也。形尖疏稀，渐次稠密，有颗粒而无根晕，微起泛而不生浆，此麻疹见形之后大异于痘也。须留神调治，始终不可一毫疏忽，较之于痘虽稍轻，而变化之速则在顷刻也。

麻疹轻重

麻疹出时非一端，其中轻重要详参。气血和平轻而易，表里交杂重则难。

注：麻疹出时有轻重之分，临时须要详察。若气血和平，素无他病者，虽感时气而正能制邪，故发热和缓，微微汗出，神气清爽，二便调匀。见点则透彻散没，不疾不徐，为轻而易治者也。若素有风寒食滞，表里交杂，一触邪阳火旺之气，内外合发，而正不能制邪，必人热无汗，烦躁口渴，神气不清，便闭尿涩。见点不能透彻，收散或太紧速，则为重而难治者也。

麻疹主治大法

疹宜发表透为先，最忌寒凉毒内含，已出清利无余热，没后伤阴养血痊。

注：凡麻疹出贵透彻，宜先用表发，使毒尽达于肌表。若过用寒凉，冰伏毒热，则必不能出透，多致毒气内攻，喘闷而

毙至。若已出透者，又当用清利之品，使内无余热，以免疹后诸证。且麻疹属阳热，甚则阴分受伤，血为所耗，故没后须以养血为主，可保万全。此首尾治疹之大法，至于临时权变，惟神而明之而已。

麻疹未出证治

欲出麻疹身微热，表里无邪毒气松。若兼风寒食滞热，隐伏不出变丛生。宣毒发表为主剂，随证加减莫乱从。

注：麻疹一证非热不出，故欲出时身先热也。表里无邪者热必和缓，毒气松动则易出而易透。若兼风寒食热诸证，其热必壮盛，毒气郁闭则难出而难透。治以宣毒发表汤，其间或有交杂之证，亦照本方随证加减治之。

宣毒发表汤

升麻　葛根　前胡　桔梗　枳壳_{麸炒}　荆芥　防风　薄荷叶　木通　连翘_{去心}　牛蒡子_{炒，研}　淡竹叶_{即鲜竹叶}　生甘草

引加芫荽水煎服。凡服荆芥忌食鱼腥。

感寒邪者加麻黄，夏月勿用。

食滞加南山楂。

内热加黄芩。

方歌：疹伏宣毒发表汤，升葛前桔枳荆防。薄通翘蒡淡竹草，引加芫荽水煎尝。

麻疹见形证治

麻疹已出贵透彻，细密红润始为良。若不透彻须分晰，风寒毒热气虚详，风寒升葛汤加味，毒热三黄石膏汤，气虚人参败毒散，托里透疹效非常。

注：麻疹见形贵乎透彻，出后细密红润则为佳美。有不透彻得须察所因，如风寒闭塞必有身热，无汗，头疼，呕恶，疹色淡红而黯之证，宜用升麻葛根汤加苏叶、川芎、牛蒡子；因毒热壅滞者，必面赤，身热，谵语，烦渴，疹色赤紫滞黯，宜用三黄石膏汤；又有正气虚弱不能送毒外出者，必面色㿠白，身微热，精神倦怠，疹色白而不红，以人参败毒散主之。

升麻葛根汤

升麻　葛根　赤芍药　生甘草

引加芫荽水煎服。

方歌：发热升麻葛根汤，表邪痘疹两得方。升麻葛根赤芍草，随证宜加法最良。

三黄石膏汤

麻黄　石膏　淡豆豉　黄柏　黄连　栀子　黄芩

水煎服。

方歌：疹出不透因毒热，三黄石膏汤急寻。麻黄石膏淡豆豉，黄柏黄连栀子芩。

人参败毒散

人参　川芎　羌活　独活　前胡　枳壳_{麸炒}　桔梗　柴胡
生甘草　赤苓

引用生姜水煎服。

方歌：疹因气虚出难透，人参败毒有奇功。参芎羌独前枳
桔，柴胡甘草赤茯苓。

麻疹收没证治

疹出三日当收没，不疾不徐始无虞。收没太速毒攻内，当
散不散虚热医。毒盛荆防解毒治，外用胡荽酒法宜；虚热柴胡
四物剂，应证而施病渐离。

注：麻疹见形三日之后当渐次没落，不疾不徐始为无病。
若一二日疹即收没，此为太速，因调摄不谨，或为风寒所袭，
或为邪秽所触，以致毒反内攻，轻则烦渴谵狂，重则神昏闷
乱。急宜内服荆防解毒汤，外用胡荽酒薰其衣被，使疹透出方
保无虞。当散不散者，内有虚热留滞于肌表也，其证潮热、烦
渴、口燥、咽干，切不可纯用寒凉之剂，以柴胡四物汤治之，
使血分和畅，余热悉除，疹即没矣。

荆防解毒汤

薄荷叶　连翘_{去心}　荆芥穗　防风　黄芩　黄连　牛蒡子
_{炒, 研}　大青叶　犀角　人中黄

引用灯心芦根水煎服。

方歌：收没太速毒内攻，荆防解毒治最灵。薄翘荆防芩连蒡，大青犀角共人中。

胡荽酒

胡荽四两，切碎　黄酒半斤

同煎勿令泄气。

柴胡四物汤

白芍炒　当归　川芎　生地　人参　柴胡　淡竹叶　地骨皮　知母炒　黄芩　麦冬去心

引加生姜红枣水煎服。

方歌：当散不散因虚热，柴胡四物芍归芎。生地人参柴竹叶，地骨知母芩麦冬。

身热不退

麻疹已发身犹热，毒热壅遏使之然，出用化毒清表剂，没后柴胡清热煎。

注：麻疹非热不出，若既出透，其热当减。倘仍大热者，此毒盛壅遏也，宜用化毒清表汤治之。疹已没落而身热者，此余热留于肌表也，宜柴胡清热饮治之。

化毒清表汤

葛根　薄荷叶　地骨皮　牛蒡子炒，研　连翘去心　防风

黄芩　黄连　元参　生知母　木通　生甘草　桔梗

引用生姜灯心水煎服。

方歌：疹已出透身壮热，化毒清表为妙诀。葛薄地骨蒡翘防，芩连元知通甘桔。

柴胡清热饮

柴胡　黄芩　赤芍　生地　麦冬_{去心}　地骨皮　生知母　生甘草

引用生姜灯心水煎服。

方歌：疹已没落热不减，柴胡清热效通仙。柴胡黄芩芍生地，麦冬地骨知母甘。

烦　渴

毒热内盛火上炎，心胃扰乱烦渴添。未出升葛汤加味，已出白虎汤为先。没落竹叶石膏用，因时医治莫迟延。

注：凡出麻疹烦渴者，乃毒热壅盛也。盖心为热扰则烦，胃为热郁则渴。当未出时宜升麻葛根汤加麦冬、天花粉，已出者宜白虎汤，没后烦渴者用竹叶石膏汤。

升麻葛根汤（方见前）

白虎汤

石膏_煅　生知母　生甘草

引用粳米水煎服。

方歌：麻疹已发多烦渴，白虎清热自能安。石膏知母生甘草，引加粳米用水煎。

竹叶石膏汤

人参　麦冬去心　石膏煅　生知母　竹叶　生甘草

水煎服。

方歌：疹已没落当安静，若加烦渴热未清。竹叶石膏汤参麦，石膏知母竹甘从。

谵　妄

疹发最怕毒火盛，热昏心神谵妄生。未出三黄石膏治，已出黄连解毒灵。

注：谵妄一证乃毒火太盛，热昏心神而然也。疹未出而谵妄者，三黄石膏汤主之；疹已出而谵妄者，黄连解毒汤主之。

三黄石膏汤（方见前）

黄连解毒汤

黄连　黄芩　栀子　黄柏

加味：丹皮、生地黄、生甘草、金银花、连翘去心。

引加灯心水煎服。

方歌：麻疹已出谵妄烧，毒郁热结未曾消。黄连解毒芩栀柏，加丹生地草银翘。

喘　急

疹初无汗作喘急，宣发麻杏石甘宜；毒热内攻金受克，保肺清气化毒医。

注：喘为恶候，麻疹尤忌之。如初出未透，无汗喘急者，此表实拂郁其毒也，宜用麻杏石甘汤发之。疹已出胸满喘急，此毒气内攻，肺金受克，宜用清气化毒饮清之。若迟延失治，以致肺叶焦举，则难救矣。

麻杏石甘汤

石膏煅　麻黄蜜炒　杏仁去皮尖,炒　生甘草

引用生姜水煎服。

方歌：喘用麻杏石甘汤，石膏火煅合麻黄。杏仁去尖须微炒，甘草相配引生姜。

清气化毒饮

前胡　桔梗　瓜蒌仁　连翘去心　桑皮炙　杏仁炒,去皮尖　黄芩　黄连　元参　生甘草　麦冬去心

引用芦根水煎服。

方歌：毒热内攻肺喘满，清气化毒饮最灵。前桔瓜蒌翘桑杏，芩连元参草麦冬。

咳　嗽

疹初咳嗽风邪郁，加味升麻葛根良。毒热薰蒸金受制，清

金宁嗽自堪尝。

注：麻疹发自脾肺，故多咳嗽。若咳嗽太甚者，当分初没治之。初起咳嗽此为风邪所郁，以升麻葛根汤加前胡、桔梗、苏叶、杏仁治之；已出咳嗽乃肺为火灼，以清金宁嗽汤主之。

升麻葛根汤（方见前）

清金宁嗽汤

橘红　前胡　生甘草　杏仁_{去皮尖，炒}　桑皮_{蜜炙}　川连瓜蒌仁　桔梗　浙贝母_{去心}

引用生姜红枣水煎服。

方歌：嗽用清金宁嗽汤，橘红前草杏仁桑。川连瓜蒌桔贝母，引用红枣共生姜。

喉　痛

疹毒热甚上攻喉，肿痛难堪实可扰。表邪元参升麻用，里热凉膈消毒求。

注：疹毒热盛上攻咽喉，轻则肿痛，甚则汤水难下，最为可虑。表邪郁遏，疹毒不能发舒于外，致咽喉作痛者，元参升麻汤主之。里热壅盛或疹已发于外而咽喉作痛者，以凉膈消毒饮主之。

元参升麻汤

荆芥穗　防风　升麻　牛蒡子_{炒，研}　元参　生甘草水煎服。

方歌：表郁疹毒喉肿痛，急服元参升麻汤。荆芥防风升麻蒡，元参甘草水煎尝。

凉膈消毒饮

荆芥穗　防风　连翘_{去心}　薄荷叶　黄芩　生栀子　生甘草　牛蒡子_{炒，研}　芒硝　生大黄

引用灯心水煎服。

方歌：里热喉痛苦难当，凉膈消毒饮最良。荆防翘薄芩栀草，牛蒡芒硝生大黄。

失　音

疹毒声哑肺热壅，元参升麻有奇功。已发加减凉膈散，没后儿茶音即清。

注：失音者，乃热毒闭塞肺窍而然也。疹初失音者，元参升麻汤主之；疹已发而失音者，加减凉膈散主之；疹没后声哑者，儿茶散主之。

元参升麻汤（方见前）

加减凉膈散

薄荷叶　生栀子　元参　连翘_{去心}　生甘草　苦桔梗　麦冬_{去心}　牛蒡子_{炒，研}　黄芩

水煎服。

方歌：加减凉膈治失音，薄荷栀子共元参。连翘甘草苦桔梗，麦冬牛蒡与黄芩。

儿茶散

硼砂二钱　孩儿茶五钱

共为细末，凉水一盏，调药一匙，服之。

呕　吐

疹发缘何呕吐逆，火邪扰胃使之然。竹茹石膏为主治，和中清热吐能安。

注：麻疹呕吐者，由于火邪内迫，胃气冲逆也，须以竹茹石膏汤和中清热，其吐自止。

竹茹石膏汤

半夏姜制　赤苓　陈皮　竹茹　生甘草　石膏煅

引用生姜水煎服。

方歌：竹茹石膏汤治吐，半夏姜制配茯苓。陈皮竹茹生甘草，石膏火煅共合成。

泻　泄

毒热移入大肠经，传化失常泻泄成，初起升葛汤加味，已发黄连解毒清。

注：麻疹泻泄乃毒热移入肠胃，使传化失常也，治者切不

可用温热诸剂。疹初作泻者，以升麻葛根汤加赤苓、猪苓、泽泻主之；疹已出作泻者，以黄连解毒汤加赤苓、木通主之。

升麻葛根汤（见前）

黄连解毒汤（见前）

痢　疾

夹疹之痢最难当，毒热凝结移大肠。腹痛下痢赤白色，悉用清热导滞良。

注：麻疹作痢谓之夹疹痢，因毒热未解，移于大肠所致也。有腹痛欲解，或赤或白，与赤白相兼者，悉用清热导滞汤主之，不可轻投涩剂。

清热导滞汤

山楂　厚朴姜制　生甘草　枳壳麸炒　槟榔　当归　白芍酒炒　条芩酒炒　连翘去心　牛蒡子炒研　青皮炙　黄连吴茱萸炒

引用生姜水煎服。

方歌：痢用清热导滞汤，山楂朴草枳槟榔。归芍条芩翘牛蒡，青皮黄连引生姜。

腹　痛

小儿发疹腹中疼，毒郁肠胃食滞凝。曲腰啼叫眉频蹙，加味平胃散堪行。

注：麻疹腹痛者，由食滞凝结，毒气不得宣发于外。故不时曲腰啼叫，两眉频蹙，须以加味平胃散治之，滞消毒解，而痛自除矣。

加味平胃散

防风　升麻　枳壳麸炒　葛根　苍术炒　陈皮　厚朴姜炒　南山楂　麦芽炒　生甘草

引用生姜灯心水煎服。

方歌：加味平胃散如神，防风升麻枳葛根。苍陈厚朴楂芽草，生姜灯心水煎匀。

衄　血

疹家衄血莫仓惶，毒从衄解妙非常。衄甚吹鼻发灰散，内服犀角地黄汤

注：肺开窍于鼻，毒热上冲，肺气载血妄行，则衄作矣。然衄中有发散之义，以毒从衄解不须止之。但不可太过，过则血脱而阴亡也。如衄甚者，宜外用发灰散吹入鼻中，内服犀角地黄汤，其血可止。

发灰散

取壮实人头发洗净，阴阳瓦煅成灰，放地上去火性，研细末，吹入鼻中，血衄自止。

犀角地黄汤

粉丹皮　白芍药　犀角　生地黄

便硬者加川大黄。

水煎服。

方歌：犀角地黄汤，治衄效非常。丹皮芍犀地，便秘加大黄。

瘙疹

儿在母腹血热蒸，生后不免遇凉风。遍体发出如粟米，此名瘙疹何须评。

注：瘙疹者，儿在胎中受母血热之气所蒸已久，及生后外遇凉风，以致遍身红点，如粟米之状。满月内见者名为烂衣疮，百日内见者又名百日疮，未出痘疮之先见者即名瘙疹，调摄谨慎，不治自愈。

盖痘疹

痘后出疹盖痘传，余毒未尽夹食寒。遍身作痒如云片，加味消毒服即安。

注：盖痘疹者，谓痘方愈而疹随发也。因痘后余毒未尽，更兼恣意饮食，外感风寒，以致遍身出疹，色赤作痒，始如粟米，渐成云片。宜加味消毒饮疏风清热，疹即愈矣。

加味消毒饮

荆芥穗　防风　牛蒡子_炒　升麻　生甘草　赤芍药　南山楂　连翘_{去心}

引用生姜水煎服。

方歌：盖痘疹因风热成，加味消毒饮最灵。荆防牛蒡升麻草，赤芍山楂连翘从。

瘾　疹

心火灼肺风湿毒，隐隐疹点发皮肤。疏风散湿羌活散，继用消毒热尽除。

注：瘾疹者，乃心火灼于肺金，又兼外受风湿而成也。发必多痒，色则红赤，隐隐于皮肤之中，故名曰瘾疹。先用加减羌活散疏风散湿，继以加味消毒饮清热解毒，表里清而疹愈矣。

加味羌活散

羌活　前胡　薄荷叶　防风　川芎　枳壳_{麸炒}　桔梗　蝉蜕　连翘_{去心}　生甘草　赤苓

引用生姜水煎服。

方歌：瘾疹羌活散相当，羌活前胡薄荷防。川芎枳桔净蝉蜕，连翘甘草赤苓姜。

加味消毒饮（见前）

上编曰崇正。

附：司天掌诀歌

子午少阴君火天，阳明燥金应在泉。

丑未太阴湿土合，太阳寒水两缠绵。

寅申少阳相火王，厥阴风木地中连。

卯酉却与子午倒，辰戌巳亥亦皆然。

《专治麻疹初编》卷一终

《专治麻痧》述古编叙

小儿医谓之哑科，诚如古谚曰：宁治十男子，莫治一妇人；宁治十妇人，莫治一小儿。小儿痘疹惊疳，最难一时分辨。要在医家博览群书，多识险证，尤须临诊虚心，时加体察。深恐病重药轻，因循误事；慎勿偏执己见，毒药杀人。夫如是始可称之曰能事。徐洄溪云：痘疮无人可免。自种痘之法起，而小儿方有避险之路。此天意好生，有神人出焉，造良法以救人也。夷考治痘治疹之书，不下百数十家，莫不切近和平，各出心裁，垂方立法。经余曾所见闻者，胪陈其目，俾后之学小儿医者，知有正路可由焉。

周巫妨《颅囟经》

钱仲阳《小儿药证直诀》

董汲之《小儿斑疹方论》

阎孝忠《小儿直诀附方》

刘方明《幼幼新书》

郑瑞友《全婴方论》

宋人《小儿卫生总微方》

陈文仲《小儿痘疹方论》

杨仁斋《直指小儿方论》

刘守真《保童秘要》

曾省翁演山口议《活幼心书》

朱丹溪《治痘心法》

王宾湖《幼科类萃》

徐用宣《袖珍小儿方》

钱大用《活幼全书》

高梅孤《痘疹管见》

汪石山《痘疹理辨》

寇美《全幼心鉴》

缪仲淳《广笔记幼科》

聂久吾《活幼心法》

翟良《痘科类编释意》

万密斋《痘疹心法》

徐东皋《痘疹厄言》

张景岳《痘疹诠》

吴志中《儿科方要》

李言闻《痘疹要诀》

李实《痘疹溯源》

蔡维藩《小儿痘疹方》

闻人规《痘疹疹论》

张清川《痘疹便览》

汤衡《婴孩妙诀》

娄居中　《恤幼集》

董大英　《活幼悟神集》

谢天锡　《疮疹证治》

黄良佐　《麻痘秘法》

吴洪　《痘疹汇编》

崔岳　《痘诊详辨》

张涣　《小儿医方妙选》

鲁伯嗣　《婴童百问》

姚和众　《童子秘诀》

王日新　《小儿方》

魏桂岩　《博爱心鉴》

窦梦麟　《痘疮形证论治》

费建中　《救偏琐言》

徐杏泉　《痘疹玉髓》

翁仲仁　《痘疹金镜录》

陆道元　《金镜录补遗》

许宣治　《橡村痘诀》

朱济川　《痘疹传心录》

王损庵　《痘疹证治准绳》

薛良武　《保婴撮要》

黄五芝　《痘疹正传》

孙一奎《痘疹心印》

秦景明《痘疹折衷》

冯楚瞻《痘疹锦囊全集》

徐仲光《痘疹仁端录》

沈惠民《活幼心书》

李梴《小儿保生方》

喜泰顺《疹痘秘书》

许培元《痘疹笔议》

左忠《痘疹方》

许学文《痘科约言》

邵慈庵《痘科秘法》

夏卓溪《幼科铁镜》

郭铁崖《天花精言》

陈奇生《痘科扼要》

程凤雏《慈幼筏》

朱玉堂《痘疹定论》

叶天士《幼科要略》

陈飞霞《幼幼集成》

醉玄子《痘疹方》

王海旸《痘书》

曹畸庵《豆医蠡酌录》

强健《痘证宝筏》

上曾见者七十余家，其叶氏《幼科要略》所引未知名字，伍氏、袁氏无从求考，他如管桯《保赤全书》、叶大椿《痘学真传》以及《痘科正宗》之类，乃痘科中之杨墨也，姑无论矣。第思近时，治痧治疹，率多取法陈静岩《疫痧草》、金保三《喉科枕秘》、张筱衫《痧喉正义》等书之数家者，其于痘疹麻痧似是而非，首鼠两端，惑人主见。然竟有认麻痧为臭毒之痧，别喉痧为喉科之证，便用紫金锭、红灵丹、冰硼散等药，野狐谭禅，真堪捧腹，不容不表而斥之。

时光绪庚寅冬十月

赤霆子凌德识

专治麻疹初编　卷二

归安凌德嘉六辑编　　　　男咏永言校字
归安吴炳旸秋陶参阅　　　孙男文寿校字
胞兄凌奂晓五参阅　　绍兴裘庆元吉生刊行

钱氏《小儿药证直诀》

小儿脉法

气不和脉弦急，伤食脉沉缓，虚惊脉促急（一作促结），风脉浮，寒脉沉细，脉乱不治。

寇氏《全幼心鉴》云：小儿一岁以前，看虎口食指寅卯辰三关，以验其病（寅卯辰即风气命三关也）。脉纹从寅关起不至卯关者易治，若连卯关者难治，若寅侵卯，卯侵过辰者，十不救一。其脉纹见有五色，如因惊必青，泻痢必紫，当以类而推之。一岁后则可用一指转侧辨其三部脉弦急浮沉。四五岁后脉七八至而细数者为平，九至者伤，十至者困，六至五至者为虚，为寒，弦紧为风痫，弦急为客忤。

面部证

左腮为肝，右腮为肺，额上为心，鼻为脾，颏为肾，若色赤者热也，随证治之。

目部证

目内色赤者心实热，淡红者心虚热；青者肝实热，淡青者肝虚热；黄者脾实热，微黄者脾虚热；白而混者肺实热；目无精光者肾虚也。

五脏虚实寒热

心主惊，实则叫哭，发热饮水而搐；虚则卧而悸动不安。视其睡，口中气温，或合面睡及上窜咬牙，皆心热也。心气实则喜仰卧。

肝主风，实则目直，大叫，呵欠，项急，烦闷（一作顿）。虚则咬牙多欠。肝热则手寻衣领及乱捻物，壮热，饮水，喘闷，目赤，发搐。肝有风则目连札（一作眨，目动也），得心热则发搐，或筋脉牵系而直视。风甚则身反张，强直不搐，心不受热也，当补肾治肝。

脾主困，实则困睡，身热饮水；虚则吐泻生风，面白腹痛，口中气冷，不思饮食，或吐清水。呵欠多睡者，脾气虚而欲发惊也。

肺主喘，实则闷乱喘促，有饮水者，有不饮水者；虚则哽气，长出气。肺热则手捣眉目鼻面。肺盛复感风寒，则胸满气急，喘嗽上气。肺脏怯则唇白闷乱，气粗喘促。哽气者难治，肺虚甚也。

肾主虚，无实也。惟疮疹，肾实则变黑陷。若胎禀虚怯，神气不足，目无精光，面白颅解，此皆难育，虽育不寿，或更加色欲，变证百出，愈难救疗。或目畏明下窜者，盖骨重而身缩者，咬牙者，肾水虚而不能制心火也。

五脏疮疹证治

小儿在胎，食五脏血秽，伏于命门。若遇天行时热，或乳食所伤，或惊恐所触，则其毒当出。初起之候，面燥腮赤，目胞亦赤，呵欠顿闷，乍凉乍热，咳嗽嚏喷，手足梢冷，惊悸多睡。宜究其何脏所发，察其何因所起。令乳母亦须节饮食，慎风寒。五脏各有一证，肝脏水疱青色而小，肺脏脓疱色白而大，心脏斑色赤而小，脾脏疹小次斑，故色赤黄浅也。先发脓疱后发疹子者顺，先疹子后斑者顺，反此为逆。惟肾无候，但见髋冷、耳冷是也。若寒水来侮，故黑陷而耳、髋反热，为逆也（疱同皰，音泡）。

如发潮热三日以上，出不甚多，而热不止者，未尽也。潮热随出，如早食潮热不已，为水疱之类也，一发便出尽者重，疮夹疹者半轻半重也。出稀者轻，里外微红者轻，外黑里赤者微重，外白里黑者大重也，疮端里黑点如针孔者势最剧也。青干紫陷，昏睡汗出，烦躁热渴，腹胀啼喘，二便不通者，困也。有大热，利小便解热毒。若紫黑干陷，或寒战咬牙，或身黄肿紫者，急下之。复寒热不已，身冷出汗，耳髋反热者，死证也，此肾气大旺，脾虚不能制故也。下后身热、气温、饮水者可治，以脾土胜，肾寒去，而温热也。不黑者不可下，下则内虚归肾。大抵疮疹属阳，在春夏为顺，秋冬为逆，冬月肾旺盛，寒病多归肾，变黑。又当辨春脓疱，夏黑陷，秋斑子，冬疹子者，十活四五，黑者十难救一。

身热烦渴、腹满而喘，便涩、面赤、闷乱、大吐，此当利小便，不瘥者，下之。若能食而痂头焦起，或未焦而喘实者，亦可下之。若五七日痂不焦是内热也，宜导之，生犀汁解之。

斑疹作搐为脾虚而肝旺乘之，心火妄动，风热相搏也，当泻心肝补脾土。

疮黑而忽便脓血并痂皮者乃脾气实，肾邪退而病安也。泄泻而乳食不化者，脾虚不能制肾，故难治。

徐洄溪曰：此即近世痘疮之证，其病与斑疹同列，并无起胀、成浆、收靥等说。大抵宋时之疮形治法不过如此。近日愈变愈重，与斑疹绝不相类，治亦同别。因知天下之病，随时随地变化无穷，所以《内经》有五运六气、《异法方宜》等论，为医者苟不能知天运之转移及五方之体性，终有偏执之处，不可以称上工也。

泻青圆方 治肝经实热，急惊搐搦，脉洪实。

当归_焙 草龙胆_焙 川芎䓖 山栀子仁 川大黄 羌活 防风_焙

上等分为末，炼蜜和圆，如芡实大，每服半圆或壹圆，煎竹叶汤同砂糖化下。

导赤散 治小儿心热，上窜咬牙，小肠实热，小便秘赤。

生地黄 生甘草 木通_{各等分}

上为末，每服三钱，水一盏，入竹叶同煎至五分，食后温服。一本不用甘草用黄芩。

泻心汤 治小儿心气实，气涩不得通，喜仰卧。

黄连

上为末，每服五分，临卧温水化下。

泻黄散（又名泻脾散） 治脾胃实热弄舌。

藿香叶_{七钱五分} 山栀子仁_{一两} 石膏_{五钱} 甘草_{七钱五分} 防风_{三两，焙}

上锉，用蜜酒微炒香，为细末，每服一二钱，水一盏至五
分，温服清汁。

异功散 治脾胃虚弱，吐泻不思乳食。

人参 茯苓去皮 白术 陈皮 甘草各等分

上为细末，每服二三钱，水一盏，生姜、大枣同煎至七
分，食前温服。

附：《颅囟经》和平饮子 治小儿初生日，与：

人参 茯苓 甘草 升麻各一分

上水煎，时时与之，临时冷加白术，热加芒硝。

益黄散（又名补脾散） 治脾胃虚寒，呕吐泄泻，及治
脾疳，腹大身瘦。

陈皮一两，去皮 丁香二钱，一方用木香 诃子炮，去核 青皮去
白 炙甘草各五钱

上为末，三岁儿一钱半，水半盏，煎三分，食前服。

白术散 治脾胃久虚，呕吐泄泻，但欲饮水，乳食不进。

人参二钱五分 白茯苓 白术炒 藿香叶 葛根各五钱 木
香二钱 甘草一钱

上哎咀，每服三钱，水煎，热甚烦渴去木香。

《本事方》白术散 治小儿呕吐，脉迟细有寒。

白术 人参各二钱五分 半夏曲二钱 茯苓 干姜 甘草各
一钱

上为细末，每服二钱，水一盏，姜三片，枣一枚，擘去核，煎至七分，去渣温服，日二三服。

泻白散 治肺实热盛，咳嗽气急痰喘。

地骨皮 桑白皮炒，各一两 炙甘草一钱

上锉散，入粳米一撮，水二小盏，煎七分，食前服。

阿胶散（又名补肺散） 治肺虚咳嗽，气粗喘促口渴。

阿胶一两五钱，麸炒 黍黏子炒香 甘草炙，各二钱五分 马兜铃五钱，焙 杏仁七个，去皮尖，炒 糯米一两，炒

上为末，每服一二钱，水一盏，煎至六分，食后温服。

曾氏《活幼心书》补肺散去黍黏子，加茯苓。

地黄圆（又名六味圆） 治肾怯失音，囟开不合，神不足，目中白睛多，面色㿠白等虚证。

熟地黄八钱，酒洗 山萸肉 山薯蓣各四钱 泽泻 牡丹皮 白茯苓各三钱，去皮

上为末，炼蜜圆如梧子大，空心，温水化下二十圆。

寇氏《全幼心鉴》去泽泻加人参、鹿茸名参茸地黄圆，治禀赋不足，肾气虚弱，骨髓枯竭，解颅语迟，齿生缓，行步多艰。

生犀角汁 治疮疹不快，吐血衄血。

生乌犀角（磨汁）

玉露散（又名甘露散） 治伤热吐泻，汗出口渴，脉浮

洪大。

寒水石　石膏各半两　生甘草一钱

上为细末，每服一匙，或半钱一钱，食后温汤调下。

甘桔汤　治小儿肺热。

桔梗二两　甘草一两

上为粗末，每服二钱，水一盏煎至七分，去滓，食后温服，加荆芥防风名如圣汤。

董氏《斑疹备急方》加恶实麦门冬，亦名如圣汤。

阎氏孝忠附方

小儿耳冷骫冷，手足乍冷乍热，面赤，时嗽嚏惊悸，此疮疹欲发也。未能辨认，间服升麻葛根汤，消毒散，已发未发皆宜服，仍用胡荽酒，黄柏膏，暑月烦躁，食后与白虎汤，玉露散，热盛与紫雪，咽痛或生疮与甘桔汤，甘露饮子。余依钱氏说。

大人同。

升麻葛根汤　治伤寒温疫风热，壮热头痛肢体痛，疮疹已发未发并宜服之。

升麻　干葛　芍药　甘草各半两，炙

上为粗末，每服四钱，水一盏半，煎至一盏，量大小与之，温服无时。

《千金方》无甘草有黄芩，名四物解肌汤，治少小伤寒。

消毒散　治疮疹未出，或已出，未能匀遍，又治一切疮。

凉膈去痰治咽痛。

牛蒡子二两,炒　甘草半两　荆芥穗一两

上为粗末,每服三钱,水一盏半,煎至一盏,温服不拘时。

《活人书》鼠黏子汤有防风,治证同。

黄柏膏　治疮疹已出,用此涂面,用胡荽酒。

黄柏一两,去皮　甘草四两　新绿豆一两半

上为细末,生油调,从耳前至眼轮,并厚涂之,日三两次。如早用,疮不上面,纵有亦少。

胡荽酒

胡荽(细切四两,以好酒二盏,煎一二沸,入胡荽,再煎少时,用物合定放冷)

上每吸一二口,微喷,从顶至足匀遍,勿喷头面。病人左右常令有胡荽,即能辟去汗气,疮疹出快。

疮疹忌外人及秽触之物,虽不可受风冷,然亦不可拥遏,常令衣服得中,并虚凉处坐卧。

甘露饮子　治心胃热,咽痛,口舌生疮,并疮疹已发未发并可服。又治热上攻牙龈肿,牙齿动摇。

生地黄焙　熟地黄焙　天门冬去心,焙　麦门冬去心,焙　枇杷叶去毛　黄芩去心　石斛去苗　枳壳去穰,麸炒　甘草炙　山茵陈叶

上各等分,为粗末,每服二钱,水一盏,煎八分,食后温服。牙齿动摇,牙龈肿热,含漱漱并服。《活人书》曰:胃中

客热，口臭不思饮食，或饥烦不欲食，齿龈肿疼，脓血，舌口咽中有疮，赤眼，目睑重不欲开，疮疹已发未发并宜服此。《本事方》无麦冬，犀角尖，治胃热，口臭，牙宣，赤眼，口疮，一切疮疼。

白虎汤 解暑毒烦躁，身热，痰盛，头痛，口燥，大渴。

知母一两半，焙　甘草半两，炒　石膏四两　白粳米八钱

上为粗末，每服三钱，水一盏，煎至八分。食后温冷随意服，气虚人加人参同煎。

紫雪 治惊痫百病，烦热涎厥及伤寒胃热发斑，一切热毒喉痹肿痛，又治疮疹毒气上攻咽喉，水浆不下。

黄金十两　寒水石　磁石　滑石　石膏各四两八钱，并捣碎

已上用水五升，煮至四升，去滓入下项药。

玄参一两六钱，捣碎　木香捣碎　羚羊角屑　犀角屑　沉香各半两，捣碎　升麻一两六钱，捣碎　丁香一钱，捣碎　甘草八钱，炙，锉

已上八味入前药汁中，再煮取一升五合，去滓入下项药。

硝石三两一钱，芒硝亦得　朴硝一斤，精者

已上二味入前汁中，微火上煎，柳木篦搅不住手，候有七合，投在木盆中半日，欲凝入下项药。

朱砂三钱，研飞　麝香当门子一钱一字，研

已上二味入前药中搅匀，寒之二日。

上件成紫色霜雪，每服一字至五分，冷水调下，大小以意

加减。咽喉危急病，捻少许，干咽立效。又治大人脚气，毒遍内外，烦热不解，口中生疮，狂易叫走，瘴疫毒疠，卒死，温疟，五尸，五疰，大能解诸药毒。每服一钱至二钱，冷水调下，并食后服。

董氏《小儿斑疹备急方论》

东平董汲及之论次。

序

世之人有得一奇方可以十全愈疾者，恐恐然惟虑藏之不密，人或知之，而使其药之不神也，其亦陋矣。夫药之能愈病，如得人人而告之，使无夭横，各尽其天年以终，此亦仁术也。志友董及之，少举进士不第，急于养亲，一日尽弃其学而从事于医。然医亦非鄙术矣，古之人未尝不能之，如张仲景、葛洪、陶隐居、孙思邈，皆名于后世。但昧者为之，至于异贵贱，别贫富，自鄙其学，君子不贵也。及之则不然，凡人之疾苦如己有之，其往来病者之家，虽祁寒大暑未尝少惮，至于贫者或昏夜，自惠薪粲以周其乏者多矣。他日携《小儿斑疹方》一秩见过，求序于余。因为引其略，亦使见及之之所存，知世之有奇方可以疗疾者，不足贵也如此。

东平十柳居士孙准平甫序

自 序

夫上古之世，事质民淳，禀气全粹，邪不能干，纵有疾病，祝由而已，虽大人方论，尚或未备。下逮中古，始有巫妨氏者，著《小儿颅囟经》以卜寿夭，别死生，历世相授，于是小儿方论兴焉。然在襁褓之时，脏腑嫩弱，脉促未辨，痒不知处，痛亦难言，只能啼叫。至于变蒸惊风，客忤解颅，近世巢氏一一明之。然于斑疹欲出证候与伤风相类，而略无辨说，致多谬误。而复医者不致详慎，或乃虚者下之，实者益之，疹者汗之，风者温之，转生诸疾，遂致夭殂，嘘可叹也。今采摭经效秘方，详明证候，通为一卷，目之曰《斑疹备急方》，非敢谓有补于后世，意欲传诸好事者，庶几鞠育之义存焉。

东平董汲及之序

总 论

论曰：夫生民之道，自微而著，由小而大，此物理灼然，不待经史证据可知。然小儿气禀微弱，故《小品方》云：人生六岁已上为小，六岁已下，经不全载，所以乳下婴儿有疾难治者，皆为无所依据。至如小儿斑疹一候，不惟脉理难辨，而治疗最比他病尤重。觉证与伤寒阴痫相近，通都辅郡，名医辈出，则犹能辨其一二。远地左邑，执病不精，失于详审，投药暴妄。加之小儿脏腑娇嫩，易为伤动，斑疹未出，往往疑为伤风，即以麻黄等药重发其汗，遂使表虚里实。若为阴痫治之，便用温惊药品，则热势愈盛。直至三四日证候已定，方得以斑疹药治之，则所失多矣。大率世俗医者，斑疹欲出，多以热药发之，遂使胃中热极。其初作时，即斑疹见于皮下，其已出者，变黑色而内陷，既见不快，尤用热药，熏蒸其疾，斑疹得热则出愈难，转生热证，大小便不通，更以巴豆取积药下之，则使儿脏腑内虚，热又不除，邪气益深，变为喘满便血，或为疱痈，身体裂破，遂使百年之寿一旦为俗医所误者，可不痛哉！大抵斑疹之候，始觉多咳嗽，身体温壮，面色与四肢俱赤，头痛腰疼，眼睛黄色，多睡中瘈疭，手足厥，耳尖及尻冷，小便赤，大便秘，三部脉洪数绝大不定，是其候也。其乳下儿可兼令乳母服药。其证候未全或未明者，但可与升麻散解之。其已明者，即可用大黄、青黛等凉药下之，次即与白虎汤。如秋冬及春寒未用白虎汤之时，但加枣煎服，不必拘于常法。仲景云：四月后天气大热，即可服白虎汤，特言其梗概耳。大率疹疱未出即可下。已出即不可下。出足即宜利大小便。其已出未快者，可与紫草散、救生散、玳瑁散之类，其重者，以牛李膏散之。或毒攻咽喉者，可少与紫雪及如圣汤，无不效也。其余热不解，身热烦渴及病疹儿母俱可与甘露饮。或便血者，以牛黄散治之，兼宜常平肝脏，解其败热，虑热毒攻肝，即冲于目，内生障翳，不遇医治，瞳人遂损，尤宜慎之。然已出未平，切忌见杂人，恐劳力之人，及狐臭薰触故也。未愈不可当风，即成疮痂。如脓疱出，可烧黑丑、粪灰，随疮贴之，则速愈而无瘢也。及左右不可阙胡荽，盖能御汗气辟恶气故也。如儿能食物，可时少与葡萄，盖能利小便及取如穗出快之义也。小儿斑疹本以胎中积热及将养温厚，偶胃中热，故乘时而作。《外台方》云：胃烂即发斑。微者赤斑出，极者黑斑出。赤出五死一生，黑斑出十死一生。其腑热即为疹，盖热浅也。脏热即为疱，盖热深也。故《证色论》云：大者属阴，小者属阳。汲总角而来，以多病之故，因而业医。近年累出，诸处治病。当壬申岁冬无大雪，天气盛温，逮春初，见小儿多病斑疹，医者颇如前说，如投以白虎汤之类，即窃笑云白虎汤本治大人。盖不知孙真人所论大人小儿为治不殊，但用药剂有多少为异耳。则是未知用药之法，故多失误。今博选诸家及亲经用有效者方，备录为书。

药　方

升麻散　治疹疱未出，疑贰之间，身热与伤寒温疫相似，及疮子已出发热，并可服之方。

升麻　芍药　葛根锉，炒　甘草炙，各一两

上为细末，每二岁儿，服二钱，水一盏，煎至五分，去滓，温服不以时，日三夜一服。

白虎汤 治痘，疱，麸疹，斑疮，赤黑，出不快，及疹毒余热，并温热病，中暑气，烦躁热渴方。

石膏四两　知母一两半，锉　甘草炙，三两　人参半两

上为细末，每服二钱，水一盏，入粳米二十粒，同煎至七分，去滓，温服，不以时，小儿减半服。春冬秋寒有证亦服，但加枣煎，并乳母亦令服之。

紫草散（阎氏名四圣散）　治伏热在胃经，暴发痘疱疮疹，一切恶候，出不快，小便赤涩，心腹胀满方。

紫草去苗，一两　甘草生用　木通去根节，锉　枳壳去穰，麸炒黄芪炙，锉，各半两

上为细末，每服二钱，水一盏，煎至八分，去滓，温服无时。阎氏治疮疹出不快及倒厌，四圣散即此方也。然既名四圣散，何以有五味，疑黄芪当注云虚者加入。

附：钱氏紫草散　发斑疹。

钩藤钩子　紫草茸各等分

上为细末，每服一匙，或五分、一钱，温酒调下，无时。

又附：阎氏方蓝根散　治疮疹出不快及倒厌。

板蓝根一两　甘草三钱，锉

上为细末，每服半钱或一钱，取雄鸡冠血三两点，同温酒少许，食后同调下，二方无证勿服。

抱龙圆 治一切风热，中暑，惊悸，疮疹欲出，多睡，咳嗽，涎盛，面赤，手足冷，发温壮，睡中惊，搐搦不宁，脉洪数，头痛呕吐，小便赤黄方。

天南星锉开，里白者生为末，腊月内取黄牛胆汁和为剂，却入胆内阴干，再为末，半斤　天竺黄二两，别研　朱砂二钱，研水飞　雄黄半两，研水飞　麝香当门子一钱，别研　牛黄一字，别研

上同研极细末，甘草水和圆，芡实大，窨干，竹叶或薄荷汤化下一圆，不拘时候。一方不用牛黄。

救生散 治疮疹脓疱、恶候危困、陷下黑色方。

豮猪血腊月内以新瓦罐子盛，挂于屋栋上，阴干取末一两　马牙硝一两，研　硼砂研　朱砂研，水飞　牛黄研　龙脑研　麝香一钱，别研

上研极细，每二岁儿取一钱，新汲水调下，大便下恶物，疮疱红色为度，不过再服，神验无比。

牛李膏（钱氏云：一名必胜膏）　治疮疹痘疱恶候，见于皮肤下不出，或出而不长及黑紫内陷，服之即顺。救危急候。愚小年病此，危恶殆极，父母已不忍视，遇今太医丞钱公乙下此药得安，因恳求真法。然此方得于世甚久，惟于收时不知早晚，故无全效。今并收时载之，学者宜依此方。

牛李子（一名乌罡子，一名楮李子，一名牛诮子，一名鼠李子，一名禾镰子）　好生道旁田畔，过秋结实成穗，垂叶间，味甘可食，色黑多汁。九月后采取，研细，绢滤汁，不

以多少，于银石器中熬成膏，可圆。每膏二两，好麝香半钱，细研和入。

上每二岁儿服一圆，如桐子大，浆水煎杏胶汤化下。如疮疱紫黑内陷者不过再服，当下恶血及鱼子相似；其已黑陷于皮下者，即红大而出，神验。

玳瑁散 治疮疹热毒内攻，紫黑色，出不快方。

生玳瑁甲_{水磨浓汁一合，獖猪心一圆，从中取血一皂子大，同研}

上以紫草嫩茸，浓汁煎汤调，都作一服。

利毒圆 治疮疹欲出前，胃热发温壮，气粗腹满，大小便赤涩，睡中烦渴，口舌干，手足微冷，多睡，时嗽涎实，脉沉大滑数，便宜服之方。

大黄_{半两} 黄芩_{去心} 青黛_{各一钱} 腻粉_{炒，一钱} 槟榔 生牵牛_{取末，各一钱五分} 大青_{一钱} 龙脑_研 朱砂_{研飞，各五分}

上杵研为细末，面糊为圆，如黄米大，每二岁儿服八圆，生姜蜜水下，不动再服，量儿大小、虚实加减。

如圣汤 治咽喉一切疼痛及疮疹毒攻咽喉，肿痛有疮，不能下乳食方。

桔梗_锉 甘草_{生用} 恶实_{微炒，各一两} 麦门冬_{去心，半两}

上为细末，每二岁儿，服一钱，沸汤点，时时呷服，不以时。

甘露饮 解胃热及疮疹已发，余热温壮，龈齿宣肿，牙痛，不能嚼物，饥而不欲食，烦热，身面黄及病疮疱，乳母俱可服之方。

生干地黄切，焙　熟干地黄切，焙　天门冬去心　麦门冬去心枇杷叶去毛　黄芩去心　石斛去根苗，锉　甘草炙，锉　枳壳去穰麸，炒　山茵陈叶去土，各一两

上为散，每服二钱，水一盏，煎至七分，去滓，温服不以时候，量力与服。

苏恭紫雪　治大人小儿一切热毒，胃热发斑，消痘疱麸疹及伤寒热入胃发斑，并小儿惊痫涎厥，走马急疳，热疳，疳黄，疳瘦，喉痹肿痛及疮疹毒攻咽喉，水浆不下方。

黄金百两　寒水石三斤　石膏三斤　磁石三斤　滑石三斤　犀角屑五两　羚羊角屑五两　玄参一斤　沉香五两　青木香五两　丁子香一两　甘草八两　升麻一升，皆㕮咀

上以水五斗，煮金至三斗，去金不用，入诸药，再煎至一斗，滤去滓，投硝石四升，芒硝亦可用，朴硝精者十斤，投汁中，微火煎，以柳木篦搅，勿停手，候欲凝，入木盆中，更下研朱砂、真麝香各三两，急搅匀，候冷贮于密器中，勿令见风。每服一钱，温水化下，小儿半钱一字，咽喉危急病，捻少许，干咽之立效。

附：药味分两悉照《外台秘要》苏恭紫雪方更正。

徐洄溪曰：方中黄金百两，以飞金一万页代之尤妙。邪火

毒火穿经入脏无药可治，此能消解，其效如神。

调肝散 败肝脏邪热，解散斑疹余毒，服之疮疹不入眼目方。

犀角屑一分 草龙胆半钱 黄芪半两，锉，炙 大黄一分，炒过 桑白皮一分，炙 钩藤钩子一分 麻黄一分，去根节 石膏别研 瓜蒌实各半两，去穰皮 甘草一分，炙

上为散，每服二钱，水一盏，煎至五分，去滓，温服，量儿大小加减，不以时候。

护目膏 治疹痘出后，即须爱护面目，勿令沾染。欲用胡荽酒喷时，先以此药涂面上，然后方可以胡荽酒喷四肢。大人小儿有此，悉宜用之方。

黄柏一两，去皮，锉 绿豆一两半，拣净 甘草四两，生，锉

上为细末，以生油调为膏，从耳前眼眶并厚涂目三五遍。上涂面后，可用胡荽酒微喷，勿喷面也。早用此方涂面即面上不生疹痘，如用此方涂迟，纵出亦少。

胡荽酒 治斑痘麻疹，欲令速出，宜用此方。

胡荽四两

上细切，以酒二大盏煎令沸，沃胡荽，便以物合定，不令气出，候冷去滓，微微从顶已下喷背及两脚胸腹，令遍，勿喷头面（仍将滓焙干，红绢袋子盛，缝合令乳母及儿佩带，余酒与乳母饮之）。

牛黄散 治疮疹阳毒入胃，便血日夜无节度，腹痛啼哭方。

川郁金一两　西牛黄一钱

上研为末，每二岁儿服半钱，以浆水半盏，煎至三分，和滓温服，大小以此增减之。

蛇蜕散 治斑疹入眼，翳膜侵睛成珠子方。

马屁勃一两　皂荚子二十七个　蛇退皮全者一条

上入小罐子内，盐泥固济，烧不得出烟，存性研为细末，温水（阎氏用温酒）调下一钱，食后服。

珍珠散 治斑疱疮疹入眼疼痛，翳膜眼赤羞明方。

栝楼根一两　蛇退皮四钱一条，全炙

上为末，用羊子肝一枚，批开，去筋膜，掺入药二钱，用麻缕缠定，以米泔内煮熟，任意与吃。如少小未能吃羊肝，以熟羊肝研，和为圆，如黄米大，以生米泔下十圆，乳头上与亦可，日三服（儿小未能食肝，与乳母食之佳）。

附：阎氏方

蝉壳末

上用水煎羊子肝汤，调服一二钱。

凡痘疮才欲著痂，即用酥或面油不住润之，可揭即揭去。若不润及，迟揭疮痂，硬即隐成瘢痕，终身受累（附）。

凡小儿实热疏转后，如无虚证，不可妄温补。热必随生（附）。

后　序

余平生刻意方药，察脉按证，虽有定法，而探源应变，自谓妙出意表。盖脉难以消息求证不可言语取者，襁褓之婴，孩提之童尤甚焉。故专一为业，垂四十年。因缘遭遇，供奉禁掖，累有薄效，误被恩宠。然小儿之疾，阴阳为痾最大，而医所覃思，经有备论；至于斑疹之候，蔑然危恶反惊搐，伤寒二痾大同，而用药甚异，投剂小差，悖谬难整，而医者恬不为虑。比得告归里中广川，及之出方一秩示予，予开卷而惊叹曰：是予平昔之所究心者，而子乃不言传而得之。予深嘉及之少年艺术之精，而又惬素所愿以授人者，于是辄书卷尾焉。

时元祐癸酉八年十月丙申日

翰林医官太医丞赐紫金鱼袋钱乙题

董氏《小儿斑疹备急方论》全

朱氏翼中《类证活人书》

此一卷论小儿疮疹。疮疹与伤寒相类，头疼身热，足冷脉数，疑似之间，只与升麻汤。缘升麻汤解肌兼治疮子，已发未发皆可服，但不可疏转，此为大戒。伤寒身热固不可下，疮疹发热在表尤不可转，世人不学，乃云初觉以药利之，宣其毒也，误矣！又云疮豆已出不可疏转，出得已定或脓血太盛，却用疏利，亦非也。大抵疮疹首尾皆不可下。小儿身热，耳冷，尻冷，咳嗽，辄用利药，即毒气入里杀人，但与化毒汤，紫草木通汤，鼠黏子汤；出得太盛，即用犀角地黄汤解之；若疮痘出不快，烦躁不得眠者，水解散、麻黄黄芩汤、升麻黄芩汤、活血散主之；黑疮倒厌，猪尾膏、无比散、龙脑膏子无不验也；若热毒攻咽喉痛，如圣汤；疮豆入眼，决明散、拨云散、密蒙花散、通圣散、蛤粉散主之。治疮疹法无出此矣。

升麻汤 治伤寒中风，头痛憎寒壮热，支体痛，发热畏寒，鼻干不得睡。兼治小儿、大人疮疹，已发未发皆可服，兼治寒暄不时，人多疾疫，乍暖脱著及暴热之次忽变阴寒，身体疼痛，头重如石者。

升麻 白芍药 甘草炙 干葛各等分

上锉如麻豆大，每服五钱，以水一盏半，煎至八分，去滓，温服。若太假寒，即热服，若热即温服。疮疹亦准此，服药已，身凉止药。小儿量度多少服，如老儿吃，去芍药加柴胡一两，人参半两，雪白芍药一分。

犀角地黄汤 治伤寒及温病应发汗而不发汗，内有瘀血者，及鼻衄吐血不尽，内有余，瘀血面黄，大便黑者。此方主消化瘀血，兼治疮疹出得太盛，以此解之。

芍药_{三分} 生地黄_{半斤} 牡丹皮_{去心，一两} 犀角_{一两，屑，如}无，以升麻代之

上锉如麻豆大，每服五钱匕，水一盏半，煎取一盏。有热如狂者，加黄芩二两；其人脉大来迟，腹不满自言满者，为无热，更不用黄芩也。

麻黄黄芩汤 治小儿伤寒无汗，头疼发热，恶寒，兼治天行热气，生豌豆疮，不快，益烦躁昏愦或出尚身疼热者。

麻黄_{去节，一两} 黄芩 赤芍药_{各半两} 甘草_炙 桂枝_{去皮，各}一分

上捣罗为细末，每服二钱，滚水调下，日三服。

升麻黄芩汤 治小儿伤风有汗，头疼发热恶寒，若时行疮痘出不快，烦躁不眠者，加木香_{一钱五分}。

升麻 葛根 黄芩 芍药_{各三钱} 甘草_{炙，一钱半}

上锉如麻豆大，每服二钱，以水一中盏，煎至六分，去滓，温服。

化毒汤 治小儿疮痘已出未出并皆服之。

紫草_{嫩者} 升麻 甘草_{炙，各半两}

上锉如麻豆大，以水二盏，糯米五十粒，煎至一盏，去滓，温服。

德按：刘氏《幼幼新书》加木通二钱五分，名曰夺命散，此疮疹之祖方也。

紫草木通汤 治小儿疮疹。

紫草_{去芦} 木通 人参 茯苓_{去皮} 糯米_{各等分} 甘草_{半之}

上锉如麻豆大，每服四钱匕，以水一盏半，煎至一盏，去
滓，温服。

鼠黏子汤 治疹痘欲出未能得透，皮肤热，气攻咽喉，眼
赤心烦者。

鼠黏子_{四两，炒香} 甘草_{一两} 防风_{半两} 荆芥穗_{二两}

上捣罗为末，每服二钱，沸汤点服，食后临卧，逐日三
服，大利咽膈，化痰涎止嗽。若春冬间，常服免生疮疖，老幼
皆宜服。

水解散 治天行头痛，壮热一二日，兼治疱疮未出烦躁或
出尚身体发热。

大黄 黄芩 桂心 甘草_炙 芍药_{各二两} 麻黄_{四两，去节，}
_{汤泡，焙}

上捣罗为末，患者以生熟汤浴讫，以暖水调下二钱，相次
二服，得汗利便差。强实人服二方寸匕。此调风实之人，三伏
中宜用。若去大黄，即春夏通用。

活血散 治疮子或出不快。

用白芍药末一钱酒调，如欲止痛用温熟水调下。

猪尾膏 治疮子倒厌黑陷。

用小猪儿尾尖刺血三两点，入生龙脑少许，同研，新汲水

调下立效，惟实热证，方可用此。

无比散 治疮疹恶候不快及黑疮子，应一切恶候。

牛黄 麝香 龙脑 腻粉各一分，研细 朱砂一两，先研如粉

上为极细粉，小儿一字，大人五分，水银少许，同小豮猪尾上血三两滴，新汲水少许，同调服，先安稳得睡，然后取转，下如烂鱼肠、葡萄穗之类涎臭恶物便安，小儿用奶乳汁滴尤妙。

龙脑膏子 治时疾，发豌豆疮及赤疮子未透，心烦狂躁，气喘妄语，或见鬼神，或已发而陷伏，皆宜速治，不尔，毒入脏必死。

生龙脑一钱

上细研，旋滴猪心血和丸，芡实大，每服一丸。心烦狂躁者用紫草汤化下，若疮子陷伏者用温酒化下，少时心神便定，得睡，疮疹发透，依常将息也。

附：阎氏方 治伏热在心，昏瞀不省，或误服热药，搐热冒昧不知人及疮疹倒厌黑陷。

生梅花脑子研半字或一字，取新杀猪心一个，取心中血同研作大圆，用新汲水少许化下，未省再服；如疮疹陷伏者，温酒化下。

如圣汤 治小儿疮疹毒攻，咽喉肿痛。

桔梗一两 牛蒡子炒，一两 生甘草一两 麦门冬去心，半两

上为细末，每服二钱，沸汤点，细细呷服，入竹叶煎服尤妙。

决明散 治疹痘疮入眼。

石决明子一分　栝楼根半分　赤芍药一分　甘草一分，炙

上捣罗为末，每服半钱，蜜水调下，日进三服。

拨云散 治疹痘疮入眼及生翳。

桑螵蛸真者一两，炙令焦，细研

上捣罗为细末，入麝香少许，令匀，每服二钱，生米泔调下，临卧服之。

密蒙花散 治疹痘疮并诸毒气入眼。

密蒙花一钱半，净　青葙子　决明子　车前子各半钱

上为细末，用羊肝一片，破开作三片，掺药令匀，却合作一片，以湿纸七重裹，塘灰火中煨熟，空心食。

通望散 治疹痘疮入眼及生翳。

白菊花一两，如无，以甘菊花代之　绿豆皮　谷精草去根，各一两

上捣罗为末，每服用一大钱，干柿一个，生粟米泔一盏，共一处，煎后，米泔尽，只将干柿去核吃之，不拘时候，一日可吃三枚，日浅者五七日可效，远者半月愈矣。

蛤粉散 治小儿疮子入眼。

谷精草　蛤粉各等分

上为末，每服一钱匕，猪肝二两许，批开掺药，卷了青竹

叶，裹麻缕缠定，水一碗煮令熟，入收口瓷缸内，薰眼后，温取食。日作，不过十日退。

许白沙先生论小儿病脉

凡候小儿脉，当以大指按三部，一息六七至为平和。十至为发热，五至为内寒（一作胀）。脉紧为风痫，沉缓为伤食，促急为虚惊，弦急为气不和，沉细为冷，浮为风，大小不匀为恶候，为鬼祟，浮大数为风为热，伏结为物聚，单细为疳劳腹痛，多喘呕。而脉洪者为有虫，沉（一作浮）而迟，潮热者，胃寒也，温之则愈。予尝作歌以记之，歌曰：小儿脉紧风痫候，沉缓伤食多吐呕，弦急因知气不和，急促虚惊神不守，冷则沉细风则浮，牢实大便应秘久，腹痛之后紧而弦，脉乱不治安可救。变蒸之时脉必变，不治自然无过谬，单细疳劳洪有虫，大小不匀为恶候，脉沉（一作浮）而迟有潮热，此必胃寒来内寇（内一作作），泻利浮大不可医，仔细斟量宜审究。凡婴儿未可脉者，俗医多看虎口中纹颜色与四肢冷热，验之亦有可取。予又以二歌记之。虎口色歌曰：紫热红伤寒，青惊白色疳，黑时因中恶，黄即困脾端。冷热证歌曰：鼻冷定知是疮疹（一作痘症），耳冷应知风热证，通身皆热是伤寒，上热下冷伤食病。若能以色脉参伍，验之所得亦过半矣。

郭白云先生论痘疹三不宜

凡盛出之际宜解肌，以托其出，不宜汗，汗则气弱而陷；宜和里以纾其壅，不宜下，下则毒反入内；宜化毒以济其阴，不宜凉折，凉折则毒闭不出。此通弊也，学者不可不知。

王海藏先生论痘疹出不快

身后出不快者，足太阳经也，用荆芥甘草防风汤；身前出不快者，手阳明经也，用升麻葛根汤；四肢出不快者，足阳明经也，用防风芍药甘草汤。此皆解毒升发之剂也，不可不知。

上编曰述古上

《专治麻痧初编》卷二终

专治麻疹初编　卷三

归安凌德嘉六辑编　　　男咏永言校字
归安吴炳旸秋陶参阅　　　孙男文寿校字
胞兄凌奂晓五参阅　绍兴裘庆元吉生刊行

缪氏《广笔记幼科》

痧疹论并治法

缪氏仲醇曰：痧疹者，手太阴肺、足阳明胃二经之火热发而为病者也。小儿居多，大人亦时有之。殆时气瘟疫之类欤。其证类多咳嗽，多嚏，眼中多泪，多泄泻，多痰，多热，多渴，多烦闷，甚则躁乱，咽痛，唇焦，神昏，是其候也。治法当以清凉发散为主。药用辛寒、甘寒、苦寒以升发之，惟忌酸收，最宜辛散，误施温补，祸不旋踵。辛散如荆芥穗、干葛、西河柳、石膏、麻黄、鼠黏子；清凉如玄参、栝楼根、薄荷、竹叶、青黛；甘寒如麦门冬、生甘草、蔗浆；苦寒如黄芩、黄连、黄柏、贝母、连翘，皆应用之药也。量证轻重，制剂大小，中病则已，毋太过焉。

痧疹续论

痧疹乃肺胃热邪所致，初发时必咳嗽，宜清热透毒，不得止嗽。疹后咳嗽，但用贝母、栝楼根、甘草、麦门冬、苦桔梗、玄参、薄荷以清余热，消痰壅则自愈，慎勿用五味子等收敛之剂。若多喘，喘者，热邪壅于肺故也，慎勿用定喘药，惟应大剂竹叶石膏汤加西河柳两许，玄参、薄荷各二钱。如冬天寒甚，痧毒为寒气郁于内，不得透出者，加蜜酒炒麻黄一剂立止。凡热势甚者，可用白虎汤加西河柳，忌用升麻，服之必喘。若多泄泻，慎勿止泻，惟用黄连、升麻、干葛、甘草则泻自止。疹家不忌泻，泻则阳明之邪热得解，是亦表里分消之义也。倘痧后泄泻及便脓血，皆由热邪内陷故也，大忌止涩，惟宜升散，仍用升麻、干葛、白芍、甘草、黄连、扁豆花，便脓血则加滑石末，必自愈。其或痧后生疮不已，余热未尽故也，宜用金银花、连翘、荆芥穗、玄参、甘草、黄连、木通浓煎，饮之良。

痧疹不宜依证施治，惟当治本，本者手太阴、足阳明二经之邪热也。解其邪热则诸证自退矣。

治痧疹发不出，喘嗽烦躁，闷乱狂越。

西河柳叶风干为细末，水调四钱，顿服立定，此神秘方也。

又方 仲醇立。

蝉蜕一钱 鼠黏子炒研，一钱五分 荆芥穗一钱 玄参二钱 生甘草一钱 麦冬一钱五分，去心 干葛一钱五分 薄荷叶一钱 知母一钱 西河柳五钱 竹叶三十片

甚者加石膏五钱，冬米一撮。

又方 加黄芩、黄连、黄柏等治之。

冬月痧疹因寒不得发透，喘渴闷乱，烦躁不定，用麻黄去节，汤泡过，以蜜酒拌炒，加一钱或七八分于治痧药中，一服立透。药用干葛、麦冬、贝母、前胡、荆芥穗、玄参、西河柳、甘草、知母一服，而痧疹立透。

缪氏《本草经疏》。

赤柽木（一名西河柳，又名观音柳，三眠柳）味甘，微咸，气温，无毒。近世有以治痧疹热毒不能出，用为发散之神药。经曰：少阴所至为疡疹，正刘守真所谓诸痛痒疮疡，皆属心火之旨也。盖热毒炽于肺胃，则发斑疹于肌肉间。以肺主皮毛，胃主肌肉也。此药正入肺胃心三经，三经毒解则邪透肌肤，而内热自消。此皆开发升散，甘咸微温之功用也。

主治同石膏、知母、薄荷、荆芥穗、玄参、牛蒡子、麦冬、竹叶、连翘、黄芩、甘草之属，治斑疹发不出或虽发不透，如热甚毒炽，舌生芒刺，大渴谵语，斑色紫黑者，加入三黄石膏汤内大效。

单用及兼各药，并主痧疹首尾诸证。

汪氏双池曰：赤柽柳一名西河柳。枝叶似柏实，柳类也。生水泽旁，天将雨则木有云气上蒸，故又名雨师。性味甘辛咸寒，能泻肺热，散瘀血，挹润泽之气以上行而宣毒，去郁麻证，用之最良。

聂氏《活幼心法》

聂氏久吾曰：麻疹形如麻痘，疹形如豆，皆象其形而名之也。麻痘俱胎毒。而痘出五脏，脏属阴，阴主闭藏，其毒深而难散；麻出六腑，腑属阳，阳主发泄，其毒浅而易散。脏阴多虚寒，故痘可温补；腑阳多实热，故麻宜解散。然麻虽属腑，而其热毒之气上蒸于肺，肺主皮毛，实受其毒。是以发热之初虽似伤寒，而肺家见证独多，咳嗽，喷嚏，鼻流清涕，眼泡肿，眼泪汪汪，面肿腮赤是也。治之之法惟在宣发其毒，以尽出之于外。虽红肿之甚，状如漆疮，亦不足虑，以其既发于外，即可免乎内攻，不若痘家之必顾其收结也。此证若调治得法十可十全，而调治失宜则杀人易如反掌。盖麻疹有所大忌，病家犯其所忌则至于杀人，医家犯其所忌亦至于杀人也。其所忌不同，同忌闭塞，其毒不得发泄也。今先标四大忌于前，令人勿犯，然后制方于后。

忌荤腥生冷风寒

出麻疹时大忌食荤腥，食生冷，冒犯风寒，皆能使皮肤闭塞，毒气抑郁而内攻也。

忌骤用寒凉

初发热时最忌骤用寒凉以冰毒，使毒邪抑遏不得出，则成内攻之患。而昔人谓天气暄热宜用辛凉发之，如黄连解毒汤之类，不知天时暑热之气，岂寒凉之药所能解，今骤用寒凉恐不足以解外热，而适足以阻内热，使不得出也。曾见有一宦家艰子息，得一男甫一岁，出麻发热，麻未见形而发搐，医误认为急惊，而用凉药攻之，遂令麻毒隐隐在皮下不出，后医以滋阴为主，而用四物等药亦不能救，烦闷声哑，至旬日而死，此可以知凉药冰毒之害矣，今因天热而骤用寒凉，岂理也哉。

忌多用辛热

初发热时最忌多用辛热以助毒，如桂枝、麻黄、羌活之类，能使毒壅蔽而不得出，亦致内攻之患。而昔大谓天气大寒宜用辛热，如桂枝汤之类发之，不知天气大寒只宜置之燠室，谨避风寒可也，且天气虽寒而人身之热毒未必减也，而多用辛热岂理也哉。

忌误用补涩

麻出之时多有自利不止者，其毒亦因利而散，殊无妨害。如泄利过甚，则以加味四苓散与之，切忌用参、术、诃、蔻补涩之药，重则令腹胀喘满而不可救，轻则变为休息痢缠绵不已也。戒之戒之。

加味四苓散

木猪苓　木通各八分　泽泻　赤茯苓各七分　车前子_{略炒}川黄连　黄芩_{俱干炒}　牛蒡子_{拣净，炒香，研碎，各五分}　灯心_{一团，同煎}

食前服，初发热欲出未出时宜用。

宣毒发表汤

升麻　白粉葛_{各八分}　防风_{去芦}　桔梗_{各五分}　荆芥穗　薄荷　甘草_{各三分}　牛蒡子_{炒香，研细}　连翘_{去心蒂，研碎}　前胡　枳壳_{麸炒}　木通　淡竹叶_{各六分}

天气大热加黄芩，炒，八分，大寒加麻黄八分，炙，麻已出而红肿太甚宜用。

化毒清表汤

牛蒡子_{炒香，研碎}　连翘　天花粉　地骨皮　川黄连　黄芩山栀_炒　知母　干葛　元参_{各八分}　桔梗　前胡　木通_{各六分}甘草　薄荷　防风_{各三分}

口渴加麦冬，去心，一钱，白石膏，煅研，三钱，大便涩加酒炒大黄一钱二分，有毒气流注而成痢者宜用。

清热导滞汤

　　川连　条芩　白芍　炒枳壳　山楂肉各一钱　厚朴去皮，姜汁炒　青皮　槟榔各六分　当归　甘草　牛蒡子　连翘各五分

　　红多者加红花三分，地榆炭五分，秘涩甚者加酒炒大黄一钱二分。

纸捻照法

　　用学书竹纸或烧钱草纸烘干作捻子，如小指大，蘸清油，于灯上往来薰炽，令纸条无泡，不瀑咤，又饱蘸油略薰炽，令油无泡，即点捻子，将患者房内窗门闭，令黑暗，看其左颧有何色点，右颧有何色点，中庭有何色点。观两颧，宜以捻子在两耳边及鼻边平照；观中庭，宜以捻子在两目角边平照，看其皮中，历历可指，是赤是紫是点是块，晓然明白。若是麻疹，则浮于皮外，肉内无根，若是痘疮，根在肉内极深。若以捻子当颧及中庭正照，则黯而不见，捻子有灰即掐去，令光明朗。如此照之，病情在内者可以预见，若以天日之光观之，亦不见矣。

麻疹避忌附

　　避秽气　妇女月经气，房帏淫液气，新产血污气，远行劳汗气，腋下狐骚气，疮毒脓腥气，酒醉口臭气，衣裤汗酸气，

误烧毛骨气，吹灭灯烛气，牛油羊臊气，芸香燥烈气，烟火蚊
烟气，硫黄火油气，煤炭焦烘气，煎焰油熬气，韭蒜熏辣气，
沟而秽浊气，新屋油漆灰土气，空房潮湿霉蒸气。

守禁忌 睡中勿高声叫唤，禁生人往来，忌厉色呼喊，勿
对梳头，勿对搔痒，勿使尼僧师巫凶服进房，勿对歌哭、怒
骂、饮酒、食肉，勿言语惊慌，勿翻床扫地，勿于卧榻前列便
壶、马桶，禁止哄闹、锣鼓、花爆、鸡犬恶声。以上诸避忌，
谨之则重可变轻，不谨则轻变重，重变危矣。

翁氏《痘疹金镜录》（许宣治注释）

麻疹附余

翁氏仲仁曰：夫麻疹之与痘疮，始似而终殊，原同而证
异，痘疮发于五脏，麻疹出于六腑。然麻疹一证，先动阳分而
后归于阴经，故标属阴而本属阳。其热也，气与血分相搏，故
血多虚耗。其治也，先发散行气，而后滋阴补血。凡动气燥悍
之药，皆不可用也（许注：所以要养阴）。

发热之初，憎寒壮热，鼻流清涕，身体疼痛，呕吐泄泻，
咳嗽气急，腮红眼倦，多是麻候，宜服升麻葛根汤。表之得
汗，则皮肤通畅，腠理开豁，而麻疹易出也。于发散药中加葱
白、生姜，使孔窍中微汗润泽，免热闭发搐之证。

发热咳嗽之时，既明麻疹有出不快者，用麻黄汤、羌活汤、消毒饮发散解毒之剂，外以芫荽酒糟蒸热擦之，自头上至足为齐，头面愈多者为佳。

凡看麻疹之法，多于耳后、项上、腰眼先见，其顶大而不长，其形小而匀净，既出之时，如色紫红，干燥暗晦，乃火盛毒炽，宜用六一散解之，四物汤换生地加柴胡、黄芩、干葛、红花、牛蒡、连翘之类，滋阴凉血而热自除，所谓养阴退阳之义也。如麻疹出后见风没早，未清爽者，宜消毒饮加发散之药，虽不复出，亦寻愈矣。有麻出三日不没者，乃内有实热，宜四物汤加清利之药，则热自解而麻自消矣。麻后泻痢者，乃积热移于大肠，宜四苓散加木通、芩、连、白芍药或香连丸之类。

麻后痰嗽不止，四物合二陈加瓜蒌、桔梗、五味子，渴加麦冬、枳壳，喘加苏子、桑皮（火克金者不必降气）。

麻后牙疳红肿者，清胃汤合甘桔汤加牛蒡、荆芥、元参（便闭者急下之），胃烂者，不治之证也（德按：清胃汤用升麻、当归、黄连、丹皮、生地）。

孕妇出麻，以四物汤加白术、条芩、艾叶、砂仁，以安胎清热为主，则胎不动而麻自愈矣（麻证多热，砂仁、艾叶恐非所宜）。麻疹正出之时不进饮食者，但得麻色淡红润泽亦无害也，乃热毒未解，内蕴实热，故不食耳。麻退不食者，用四物汤加神曲、砂仁，一二贴自然能食矣（麻退不食，肺胃有热者多，温燥之剂未可概施）。

凡出麻证之时，大忌荤腥生冷，宜避风寒水湿，苟有不谨，最为深患，戒之，慎之。

麻疹辩疑赋

麻虽胎毒，多带时行气候，暄热传染而成。其发也，与痘相类，其变也，比痘匪轻。先起于阳，后归于阴，毒盛于脾，热流于心，脏腑之伤，肺则尤甚，始终之变，肾则无证。初则发热，有类伤寒。眼胞困倦而难起，鼻流清涕而不干。咳嗽少食，烦渴难安。斜目视之隐隐皮肤之下，以手摸之磊磊肌肉之间。其形若疥，其色若丹。出见三日，渐没为安；随出随没，喘急防端。根窠若肿兮，疹而兼瘾，皮肤加赤兮，疹尤夹斑，似锦而明兮，不药而愈，如煤而黑兮，百无一痊。麻疹既出，调理甚难，坐卧欲暖，饮食宜淡，咳唾涎沫，不禁酸咸；忽生喘急，肺受风寒，心脾火灼，口舌生疮，肺胃蕴热，津液常干；有此变证，治法不同，微汗毒解，热势少凶，二便清调，气行无壅。腠理拂郁兮，即当发散，肠胃秘结兮，急与疏通。鼻衄者不必忧治，邪从衄解；自利者不必遽止，毒以利松。麻后多利兮，热毒移于大肠，咳嗽喉痛兮，痰气滞于心胸。口渴心烦，法在生津养液，饮食减少，治宜调胃和中。余证无常，临时变通。此则麻之大旨，妙用存乎一心。

麻疹轻重不治要诀

或热或退五六日而后出者轻。淡红滋润头面匀净而多者轻。发透三日而渐没者轻。

头面不出者重，红紫暗燥者重，咽喉肿痛不食者重，冒风没早者重，移热大肠变痢者重。黑暗干枯一出即没者不治，鼻扇口张目无神者不治，鼻青粪黑者不治，气喘心前吸者不治，麻后牙疳臭烂者不治。许氏橡村曰：麻之为患与痘并重，然一时出者，其形证大略相似，故治者严于痘而略于麻。不知痘之境宽，虽极险恶犹可从容图治，麻之境促，变生顷刻多有不及救者，故不可不预为之防也。预防之法，在病家，坐卧欲暖、饮食宜淡二语尽之。在医家，慎发表三字尽之矣。所谓慎发表者，其一，体实之儿，火毒盛甚，发之太过，热拥于上多有气粗喘闭者，医家见其喘闭，复以表药继之，热不能降，甚致焚烁而死。抑思古人立方，升麻葛根汤之用芍药所以和阴也，麻黄石膏汤发中有降也。其一，体虚之儿出每迟滞，小经发散，元气已浮，医者谓出未透更重发之，麻虽出，而真阳之气尽拔，无阴以摄，致有顷成喘脱者，予用六味地黄汤加人参纳气归元，曾救一二。尝语同道：凡见体弱之儿及囟开、面白、目无神者，失母欠乳者，大病差后或疟痢后者，出虽迟缓，即当照顾元气，万不可过行发表，至于大概出见及轻重不治等证，守此数条，真屡试屡中之言，除虚实二者外，皆当字字遵之，虽千状万变，总不离此。

朱氏《痘疹传心录》（《六醴斋医书》）

疹（一名痧子，又名麻子，又名瘄子）

朱氏济川曰：夫疹亦胎毒也，比痘稍轻，然中有脏腑之分，发因时气之击（春温夏热秋凉冬寒，此四时之正气也，冬宜寒而反温，则阳气发泄太早，至春必发疹也，故经曰：冬居温暖，春必痘疹，又曰：少阳客胜则丹疹外发）。证分虚实之异，治有补泻之殊。然其证之发也，类于伤寒，寒热头疼，目泪汪汪，鼻流清涕，呕吐泄泻，喘嗽喷嚏，谵妄溺涩，饮食不进，烦躁闷乱，睡卧不宁，此因阳火攻击，以致毒乘于脾，热留于心，而干于肺，盖肺主皮毛，脾主肌肉，疹之出赖二脏以行其毒，惟利于发得透彻，则毒尽出皮肤，内热自清，则无患矣。所以疹之出必咳嚏衄血呕吐泄泻也。若其初发自头面先见，而至足为齐。头面淡红愈多为佳，其形若芥子细密，其色若桃花红活，隐见二三番，三四日渐没，人事安宁，饮食如常，二便清调，此其顺也。若亢热喘急，发不能出，或一出即没，或冒风没早，或虽出而紫黑无神，或淡白干枯，或身肢虽见而头面不出，及加喘胀胸高，肩息，狂言谵语，或口鼻出血，搦手摇头，寻衣摸床，饮食不进，哕恶便秘，口出尸气，皆不治。若喘嗽烦闷，睡卧不安，二便坚闭，饮食不进，疹虽出而紫滞，乃毒火炽盛，治宜清解为主。若疹虽透而色淡白，干咳不续，减食便溏，精神疲倦，乃中气不足，宜固中气而兼清肺为主。一有正气不足，不能逐邪外出，致毒伏于内，喘胀而死，俗名闷疹也。间有风寒外袭，闭其腠理，或饮食停滞而气道窒塞，以致疹不易出，治宜疏利为主。论曰：微汗而邪无蓄，便清而毒无壅。且如肠胃结而疏利弗缓，腠理窒而发散毋迟，衄血而邪从衄解，利下而毒以利松，咽喉肿而降火为急，烦渴不已解毒为先。饮食减常须救胃，语言谵妄必清心。时令冷兮投辛热，时令凉兮用辛温，时令既温辛凉无阻，时方炎热辛寒可施。故曰：必先岁气，毋伐天和。然而为治之要，先宜解散为主，解散则皮肤通畅腠理开豁，则毒尽透解，则无余邪之为后患。若不知解散，或药误温寒，或坐视犯禁，使邪不尽泄，留蓄于中，变证百出。或烦躁闷乱，泻利失血，目赤口疮，不食便秘，喉痛声哑，喘嗽痰涎，疔痈疮肿等证见矣。古人曰：治别虚实，法宜变通。所谓活泼泼地是神术也。

今人以疹为轻，不能调护，乃为风寒外束，及为生冷内伤，郁遏毒气，而不得外达。欲出不出，或一出即没，反毒内攻，噬脐何及。医者亦以为易治，孟浪用药而不知禁，往往误人，不为己咎也，可痛可惜。

疹之出有中腑之正疹，有风寒发疹，有厉毒发疹，有内伤发疹，不可不辩。然中腑之正疹者，辛凉而发之，风寒发疹者，辛温而汗之，厉毒发疹者，辛寒而清之，内伤发疹者，苦平而利之也。

凡疹之出，虽先以发散为贵，若表实不易透，或风寒壅遏者，发解可也；若表虚自汗，疹毒易出而妄投之，岂免虚虚之祸乎？临疹当辩虚实，不同一治。

凡出疹，首尾慎不可用燥悍之药者，盖疹从肺始，肺属金，而西兑胜燥之方，性勇悍而少柔，喜清润而畏燥烈，故曰疹要清凉，投清凉则升，用燥烈则亚。倘不得已而用麻黄、桑皮等性燥之药，必须蜜炒，再加性润之药佐之，以折其悍气则可矣。若误用之，则金愈燥烈，譬犹滔天之焰复添以油，岂有不毙之理哉！

钱氏论疹要清凉，以辛凉之药发之，当矣。而昧者遂以清凉作寒凉看，始出便用芩、连、栀、膏等以凉其邪热，眼见圜阓之中，疹儿殒殁相继者多矣。盖曰：疹者亦秽液之气也，伏藏于人身之中，初无形臭，必待风寒时气，鼓击而出，则汗解之宜也，辛散之宜也。其可以苦者坚之乎？寒者束之乎？经曰：邪气盛则实。邪既盛矣，非汗散由何而解，若以苦而坚其肌皮，以寒而束其毫膝，则欲出未出之疹邪，使之从何地而宣泄乎？乃致反戈内攻，喘胀闷乱而死者多矣。间有受毒之轻，感邪之浅，或邪毒出于大半，其暴烈之势稍衰者，亦从而侵蚀于喉舌而为痹，或留连于肠胃而为滞，延绵日久使儿悴弱而毙者亦多矣。凡用寒凉，但可施于君相之令、炎夏之时，疹尽出之后，亦当中病即止。若寒水之司，严寒之令，疹未尽出而投之，则火为寒郁，岂能发越乎？

附：治验

一小儿身热喘嗽，呕吐不食，余谓疹症也。皆由风寒封闭腠理，故伏而不出。以麻黄葛根汤表之，得汗则皮肤通畅，疹透而症悉平矣。亦有表之无汗不透，或虽透即没，反加喘胀，不治。

一儿身热咳嗽，疹出隐隐，医以疹药发之，不见不没。余谓瘾疹也，由客受风寒郁而不散，非若中腑之正疹也，以芎苏散治之愈。

一女出疹，药用寒凉，又食生梨一二，疹即隐没，喘急胸满，面青肢冷，眼合，声呕，昏晕。余谓毒为寒郁，反毒内攻而然也。以麻黄汤加葛根、紫苏、甘草、桔梗、生姜服之，外以被覆得汗而苏，疹复出，喘甚于前。余谓骤用麻黄燥烈之药，致毒火盛而肺气热也，宜清润之，以甘草、桔梗、牛蒡、前胡、杏仁、元参、知母、天花粉、黄芩、麦门冬治之，喘息而愈。

一儿身热，喘急腹胀。医云内伤外感，治之不效。召余，视其胸背隐隐赤色，乃疹症也。以麻黄葛根汤表之，疹虽见，头面不出即没而死。

一儿身热喘胀，人事不苏，口鼻出血，面色青白，干枯，余谓闷疹，不治。

一儿身热，疹出吐泻。余谓初出疹而吐泻者，乃阳火得泄，吉兆也。以升麻葛根汤表之，疹尽透而愈，亦有兼伤食吐利者，前方加消化之药。

一儿身热，头疼骨痛（伤寒症），咳嗽气急（疹症也），哕恶不食，余谓伤寒而兼疹发。以百解散十神解毒汤治之，症平疹透愈。亦有症类如前，医缓治之，疹虽透而色紫黑、喘胀、闷乱，不治。

一儿疹半出，壮热喘胀，烦躁闷乱。余谓疹不尽透，邪毒内攻而然也。以麻黄、甘草、桔梗、干葛、荆芥、前胡、枳壳、牛蒡治之。疹尽出，二三番渐没而愈。

一儿疹不易透，喘胀昏愦。余谓客冒风寒致毒郁而不易出。以桂枝汤加麻黄、葛根、前胡服之，又以防风煎汤一盆，置病人床下熏之，厚衾，汗出，疹毒尽透而愈。或以芫荽防风汤浴洗头面手足为妙。又以苎麻蘸芫荽酒，遍身戛之愈妙。

一儿汗出疹透，喘急不止。余谓邪气壅盛。以炒黑麻黄、杏仁、甘草、石膏治愈。

一儿疹出色紫，便秘溺赤，烦躁闷乱。余谓疹毒亢盛。以大柴胡汤利行三次，前症悉平，愈。

一儿疹出弥盛，形如锦纹，而间有头粒，色赤，壮热烦躁，舌胎，便秘。全谓斑疹并行，以调胃承气汤利之，又白虎汤合葛根汤治之愈。

一儿疹出紫色，喘嗽，哕泻不食。余谓疹毒亢盛。以解毒饮、挑痧法愈。

一儿疹尽出，客冒风寒，没早，喘胀，不治。亦有急用麻黄桂枝汤而疹复见，愈。

一儿元月发疹，身肢隐见不振，而头面不出，面色青白，喘胀闷乱，右寸脉微。余谓正气虚，不能逐邪上升于头面。宜补益而助升发为主，以麻黄桂枝汤加人参二钱，水煎服，又以芫荽防风煎汤浴洗头面手足，疹透症平而愈。

一儿疹出色紫，便秘溺赤，烦躁闷乱。余谓疹毒亢盛。以大柴胡汤愈。

一儿疹正出，而恣食停滞，腹饱便秘，壮热谵语。余谓食壅而毒不化。以大黄、枳实、厚朴、瓜蒌仁、甘草、黄连利之。而尚喘嗽，壮热，脉迟肢冷。以附子理中汤又归芍六君子汤治之愈。

一儿疹虽出而喘胀便秘，壮热谵语。余谓毒壅不尽出。以黄连、枳实、瓜蒌仁、桑白皮、地骨皮、知母、石膏、人中黄治之愈。

一儿出疹，误与酸醋闻之，声哑不清，竟尔终身痼疾。

君相司天之岁，时行发疹。凡治以清凉发解之剂，无有不愈。若以燥悍药发之，多有坏乱也。经曰：必先岁气，毋伐天和。正此谓也。

德按：每逢甲庚戊壬辰戌巳亥之年，少阳客气所胜，多见时行发疹，治宜宣毒发表为先。

一儿疹不易出，余以二仁膏服之，疹即尽出而愈。

一儿疹出，腹饱便秘。余谓内伤发疹。以承气汤下之愈。

一儿疹出，紫色没早，喘急不嗽，通关不嚏，口张肩耸，胸高如龟，舌干唇燥，摇头搦手，面枯青白。余谓邪火炽盛而肺窍窒塞不通，不治也。故曰：喘而咳嗽者可疗，喘而不嗽者难医。

一儿疹虽出而咽喉呛水，舌胎唇燥。余谓毒留心胃。以黄连解毒汤加连翘、牛蒡治之愈。

一儿疹出身热，咳嗽不止。余谓余毒乘金，以清金化毒汤愈。

一儿出疹，汗出喘甚。余谓：仲景曰喘而大热者，内热甚也。以麻黄、杏仁、石膏治之愈。

一儿夏月出疹不易透，无汗而喘，以麻黄汤加知母、石膏、黄芩治之愈。

一儿夏月出疹，身热头疼，喘嗽无汗。余谓风寒壅闭腠理。以升麻葛根汤加羌活、白芷、荆芥、桔梗、前胡、知母治之，出疹尽透，而但身热，以香薷饮而合化斑汤愈。

一儿夏月出疹，热甚烦渴。余谓疹兼暑毒，以香薷饮合葛根汤治之愈。

一儿痘后出疹，众谓痘后正气未复，以补兼升发之剂，喘急而为闷疹，不治。

一男子身热喘嗽，医以退热止嗽之剂，身凉喘甚，咽痛。余谓疹症，药误寒凉，毒为寒郁而疹不出也。以麻黄桂枝汤加干葛治之，冷汗微出，疹透而愈。

一儿疹邪不尽，身热喘嗽声喑。余以甘桔牛蒡汤加苏子、前胡、桑皮、杏仁、连翘治之愈。又一儿症亦如前，余以甘桔牛蒡汤加杏仁、知母、元参、前胡、天花粉、麦门冬、淡竹叶治之愈。

一儿疹后身热，余以凉膈散治之愈。

一儿疹后干咳不续。余谓医过发散，致肺气虚耗。以小异功散加门冬、五味子、贝母、桔梗治之愈。

一儿疹后干咳，便溏，减食。余谓中气亏耗，宜温补之，以六君子汤治之愈。

一儿疹后身热不已，午后尤甚。余谓疹出之后，阴分曾受煎熬，血必亏耗，乃血虚症也。治当滋阴清火，此养阴退阳之义也。

一儿疹后咽喉肿痛。余谓余毒不解，以甘桔汤加牛蒡、射干、元参、连翘、知母治之，又葛槿散吹之而愈。

一儿疹后身热，烦渴不已。余谓虚烦，以竹叶石膏汤去半夏加干葛、花粉治愈。

一儿疹后痰嗽口疳，身热腹饱。余谓补益太早，以清胃汤加腹皮、枳壳治愈。

一儿疹后衄血不止，余以茅花煎浓汁服之愈，或用白茅根亦可。

一儿疹后壮热，咳嗽痰血。余谓毒留肺胃，以黄连、黄芩、山栀、知母、花粉、元参、人中黄愈。

一儿疹后壮热烦渴，利下鲜血不止，以白头翁汤治之愈。

一儿疹后利下脓血，里急后重。余谓毒入大肠，先以三黄丸利之，次黄连芍药汤治之愈。

一儿疹后滞下不止，饮食少进，脉缓肢冷。余谓脾胃气虚，用理中汤又归芍六君子汤治之愈。亦有不应药者，或噤口而死，或飧泄而死。

一儿疹后壮热羸瘦，烦躁闷瞀。余谓邪不尽解，而乘心肝。治以清解之剂愈。亦有不应药者，渐至皮毛枯槁，成为疳瘵，津液干涸而卒。

一儿疹后壮热干咳，烦渴便秘。余谓疹邪不解，以三黄汤利之，又以知母、门冬、前胡、元参、黄连、当归、天花粉、淡竹叶治之，热虽退而咳渴不止。余谓肺气受伤而津液不足。以参苓、门冬、五味、贝母、陈皮、甘草、桔梗、花粉、知母治之渐愈。

一儿症亦如前，但热不退，渐至肌肉消瘦，面色枯白，哕恶泄利。余谓疹后疳劳，不治。延至六旬而殁。

一儿疹后干咳、便溏，身热羸瘦，皮毛枯悴。余谓疹后疳瘵之症，以小异功散加贝母、黄连、青蒿、地骨皮、龙胆草、芍药治之渐愈。亦有不应药，渐为慢脾风而死。

一子新婚，出疹后痰嗽不已，众谓余毒不尽，用清解药而痰愈炽。余谓阴亏而火炎无制，故午后潮热而咳甚也。治宜壮水为主，以六味地黄丸料加麦冬、知母治之愈。又一妇出疹，症亦如前，余以前方加当归治之愈。

一儿疹后两目赤肿，壮热烦渴。余谓毒不尽解，乘于肝胃。以清胃解毒汤治之愈。每有延绵失治，或瞽或瞎。

一儿疹后疮痍遍体，壮热躁烦。余谓疹毒不尽。先以葛根汤加荆、防发之，又犀角地黄汤治之愈。

一儿疹后走马牙疳，龈溃穿鼻，诸药不效（德按：或恐梅花疳毒）。余以黄牯牛粪，后尖瓦上煅存性，煅人中白，黄柏为末，等分和匀吹之，溃窍渐长，龈齿俱生而愈。

一儿疹邪不尽发为疗毒。余谓痧疗也，治同痘疗。又一儿疹毒不解发为肿痛，余谓痧痛也，治同痘痛。

一儿疹后干咳不已。余谓疹时过于解散，肺气虚耗，宜补脾肺为主。不信，只以清火止嗽药，其背渐驼，腿足细小，终身痼疾。亦有嗽久而胸高肿满，状如龟胸。启云先生曰：疹后久嗽则金衰，金衰不能生肾水，肾主骨髓，肾无生气则骨枯而髓减，风寒乘虚而入于髓，其邪凝滞，故腰脊不举而为斯疾也。治法先以防风散其邪，又八味地黄丸，加人参、杜仲、牛膝、当归、石斛、何首乌、米仁、菟丝子、萆薢、鹿茸，蜜丸，又以驱风壮筋活血膏贴其凸处，又灸肺俞穴（第三椎骨下各开一寸半），膈俞穴（第七椎骨下各开一寸半）。一儿患此，余诊右脉缓弱，谓脾肺不足，先以人参、白术、茯苓、陈皮、甘草、贝母、当归、芍药、米仁、石斛水煎服，脾土稍固，又以前方法治之，腿足渐而生肉，背驼稍愈，但不能脱然如故。

盖疹后当避风寒，节饮食，以保脾土为上，若有虚实，为之补泻，不可因循苟且以致变坏也。其鸡肉荤腥咸酸辛辣，宜过七七期方渐与食。故曰鸡肉早飱，岂免脾泄之患；咸酸不禁，难免哮喘之疴。一或不慎，终身痼疾，为父母者当加谨焉。

附：妇人出疹治验

凡孕妇出疹，恐热毒内蒸而胎受伤，当以清热安胎而兼解散之剂，使胎无虞而疹易解也。故曰疹与痘不同，痘宜内实，若胎落而母亡；疹宜内虚，故胎去而母存。虽云胎去而母存，孰若子母两全之为妙。业是者当识此。

一孕妇出疹，热甚而触动其胎，胎堕而去血过多，疹虽没而燥热烦喘，昏愦闷绝。余谓血脱也。当益其气，以理中汤而苏，又以人参一两、当归五钱、阿胶、炮姜、荆芥、艾叶，又随症调理愈。

一孕妇出疹，热极烦闷。医以清热安胎之剂而热甚。余谓《心鉴》曰：凡孕妇发疹，热极不退者，内实故也。必下其胎，坠胎下疹，即随热内解，母命可存。否则热甚喘胀，子母难全。不从余治，果如而毙。

一孕妇疹出热盛，小腹痛而漏血。余谓热盛触动其胎，以升麻葛根汤加荆芥、紫苏、条芩、当归、川芎、阿胶、白术、陈皮、砂仁治之，血止愈。亦有不同前治，胎堕而子母俱亡，或子亡母存。

一产妇疹不易出，热甚而去血不已。余谓产后气血不足，不能拘毒尽外解。以麻黄葛根汤加当归、阿胶、荆芥、白芷、人参治之，血止疹尽透，调理而愈。

一娠妇疹不易出，热极闷乱，喘胀。余谓疹热危剧，必不能两全，宜下其胎，胎去而母存矣。以表散而兼堕胎药，其胎堕下疹透热退而愈。

一妊妇疹出热盛，堕胎而难产。余以鱼胶三寸烧灰存性，麝香一分，共研末，好酒调下即产。若难之甚，横生逆产，用鱼胶一尺制如前法，虽其胎立下但不能活矣。

一妇人疹后咳嗽，夜热早凉，面白少神，肌瘦唇赤。咸谓气血不足，用八珍汤不效。余审其疹后房劳不慎，用六味地黄汤合生脉散，又独处百日愈。

又一妇疹后房劳不慎，渐为虚怯枯涸告毙。

发斑

斑者，斑如锦纹，红色而无头粒也。乃热毒郁遏，煎熬阴血，血得热而不解，浮于肌肉为斑，足阳明主之。《活人书》曰：伤寒下之太早，热气乘虚入胃，故发斑；下之太迟，热留胃中，亦发斑；阳症用热药过多，胃热焦烂亦发斑。有内伤胃气极虚，火游行于外亦发斑也。斑色红活者顺，赤斑者热毒盛也，青斑黑斑者逆也。治法清解为上，不可表汗，若汗之重，令开泄，更增斑烂也。病机曰：斑疹固有阴阳轻重，皆从火化。急则治标，缓则治本。阳症可清热化斑，阴候宜调中温胃。

附：治验

一儿发斑，余以荆防败毒散治之愈。又发斑咽痛，加牛蒡、连翘、元参愈。

一儿发斑，赤色烦躁，便秘溺涩。余谓热毒壅盛，以黑奴丸微利之愈。

一儿发斑，身热，口舌干燥。余以化斑汤加小柴胡、黄连治之愈。

一儿发斑赤色，腹胀痛便秘。余谓内伤发斑，以调胃承气汤下之，身冷，脉沉，肢厥。以附子理中汤、六君子汤量而用之。

一儿夏月发斑。余谓暑毒发斑，以化斑汤合香薷饮治之愈。

一儿发斑，呕吐利下，目赤口疮。余以黄连橘皮汤治之愈。

一儿发斑、狂烦、面赤、咽痛。余以栀子仁汤治之愈。

一儿夏月发斑咽痛。余谓毒壅咽喉，以升麻、元参、甘桔、牛蒡治之愈。

一儿夏月发斑疹，热盛狂烦。余谓温毒发斑，以五瘟丹治之愈，或用黄连陈皮汤治之愈。

一儿发斑身热，头疼咳嗽。余谓风热发斑，以芎苏散又葛根汤治之愈。

一儿发斑赤色。余谓胎毒发斑，以犀角解毒汤治之，又砭出紫血愈。亦有毒气内攻喘胀而卒。

一儿发斑丹色。余谓胎毒而发，以磁锋刺血，以犀角大青汤治之，渐退解愈。

一儿痘后发斑紫色，身热便秘。余审病原顺候，医妄用温补药致毒蓄而使然也。以四顺清凉饮利下，又解毒化斑之剂而愈。

水痘

盖水痘由红点而水疱，有红盘，水疱而脓疱结疤，但其形喎斜，非正疮痘也。然小儿肌肉嫩薄，尤多此症。皆由伤风寒热，邪郁于肌表，不能作汗而解，发为水痘也。当审其稀密轻重而治之。初起时宜升发之，为水疱宜解散之，脓成宜敛之。亦有夹疹而出，或有夹正痘而出者，不可不辨。

附：治验

一儿水痘不易生长，壮热烦躁，以百解散得微汗愈。

一儿出水痘，不作浆而疤结干枯，身热烦躁。余谓倒陷也，皆由风寒壅窒腠理，失于解散故也。以葛根汤加荆、防、翘、蝉、木通治之，肿退遍身红点，余谓余毒发疹，用荆防解毒汤愈。

一儿夏月出水痘稠密，间多黑陷，烦渴，便秘，壮热。余谓热毒太甚，以三黄丸利之，又香薷饮合黄连解毒汤治之愈。

一儿水痘结疔于上龈，溃齿穿鼻。余谓痘时失于解散，毒乘阳明。以清胃汤合解毒汤愈。

一儿水痘失于解散，痘或脓疮不敛。余以绵茧散敷之，又收软解毒之剂愈。

又有风块游走遍体，或赤，或白，或痒，或痛，由风热淫毒蕴于气血，相搏而生，也用升麻葛根汤加荆、防、薄荷治之。

秦氏《痘疹折衷》

痧疹总论

秦氏景明曰：夫疹发热之初，多似伤寒，惟疹子即痧麻，则咳嗽喷嚏，鼻流清涕，眼胞浮肿，其泪汪汪，面浮腮赤，恶心干呕为异耳。但见此候，便要谨避风寒，戒荤腥厚味，用药以表散之，俾皮肤通畅，腠理开豁，疹毒易出也。痘疹之发虽曰胎毒，未有不由天行厉气而发者，故一时传染，彼此皆出。用药发散必先明其岁气，如时令温暖，以辛凉之药发之，防风解毒汤。暄热以辛寒之药发之，黄连解毒汤。严寒以辛温之药发之，桂枝解毒汤。时寒时暖以辛平之药发之，升麻解毒汤。

用升麻、参、术乃权宜之法，须因时用药，不可误作伤寒，妄施汗下，反伐天和也。此言大有精细，又须看其虚实，如大便闭结，烦热甚而发不出者，以酒大黄利之；吐泻不止，以参、术之类补之。经曰：毋实实，毋虚虚。损不足，补有余，夭人性命也。出之太迟，发表为贵，出之太甚，解毒为先。毋伐天和，尝观岁气。寒风凛凛，毒气郁而不行。炎日蒸蒸，邪气乘而作厉。或施温补，勿助其邪，或用寒凉，休犯其胃。制其过但取其平，诛其暴必欲其已。远寒远热，阴阳之胜负不齐，责实责虚，人禀之强弱或异。大抵麻疹以发散为主，用药发散而疹随见则毒尽解矣。若发不出，再加药发之，如加味麻黄散，外以芫荽酒糟蒸热擦之，用姜汁和酒浆搽抹亦验。自头至足为齐。若出而头面愈多者为佳，若迟延日久而不能出，反加腹胀、气喘、昏眩、闷乱、烦躁而死矣。

看麻出法多于耳后、顶上、腰腿先见，其顶尖而不长，其形小而匀净者，吉也。若色红者，兼火化也证轻，化斑汤主之，人参白虎汤主之。如色白者血不足也，养荣汤主之。如紫赤、干燥、晦暗，乃火盛毒炽，六一散主之，四物汤去生地加柴胡、黄芩、干葛、红花、牛蒡子、连翘之类，滋阴凉血而毒自除，所谓养阴退阳之义也，此证五死一生，如大青汤、元参化毒汤亦可选用。若黑煤伏隐者则火毒尤甚，此证十死一生，不可不明察之，而乌得混为施治也。

痧疹发热证治

痧疹虽云秽液之气，必因风寒时气攻击则出，汗解之宜也，辛散之宜也。其可以苦者坚之乎？寒者束之乎？经曰：邪气盛则热，邪既盛矣，非汗解何由而除？又曰：发表不远热，表既实，非辛散何由而解？若表虚自汗疹毒易出，而妄投发表之药，不免蹈虚虚之戒；若表实无汗，大宜表散，则皮肤通畅，麻疹易出矣。若犹未出，亦不可再汗，恐致亡阳之变，只宜常以葱白汤饮之，临证审明虚实而治之。

时行出疹发热，以火照之遍身，如涂朱之状，此将出之兆。形细密，与痘细密者相以，但疹子出而易没，非若痘之以渐长大也。形鲜红，与伤寒发斑相似，但疹之粒有小头，非若斑之皮红成片如蚁蚤之迹也。发热之时遍身汗出者，毒从汗解，玄府开，疹易出也。有鼻中血出者，毒从衄解，俱不可遽止。若汗出太多，血出不止，此又火甚，逼迫太过，致液妄流，血妄行，急以当归六黄汤加浮小麦以止汗，茅花汤加元参、百草霜以止衄，迟则汗出多而元气虚，血出多而精神散，转为不治之证矣。

渴喜饮水纯是火邪，肺焦胃干，心火亢故也。初发热渴者，升麻葛根汤加天花粉；已出而渴者，加天花粉、麦门冬。渴甚，白虎汤合黄连解毒汤主之。然疹发之时未有不口渴者，但当以绿豆、灯心、炒陈米汤饮之，白虎汤佐之。若恣饮冷水必生水蓄之证，其有口不渴，渴不欲饮者，脾胃虚濡，有痰湿也。

身热、脉浮、头疼、骨痛、咳嗽、气急、哕恶不食者，乃伤寒而兼出疹也。以十神解毒汤或败毒散主之。如夏月宜升麻葛根汤加羌活、荆芥、白芷、桔梗、前胡、知母、枳壳治之。若得汗而疹透，但身热者，香薷饮合化斑汤疗之。

疹子不出证治

发热时未出见，咳嗽百十声不已，喘急、面浮、眼胞肿，时卧时起，火毒内蒸，肺叶焦枯，宜人参白虎汤，或去参，加牛蒡子、薄荷叶治之。

发热六七日，明是疹子，却不见出，此皮肤厚，腠理密，或风寒封闭，或曾吐利，乃伏也。急用托里发表，以麻黄葛根汤加蝉蜕，或麻黄散主之，外用胡荽酒敷之。如一向大便秘者，毒甚于里，伏而不出，以桂枝大黄汤主之，外用猪胆导之，再不出者，死证也。

客冒风寒致毒郁而不出，喘胀昏愦者，用葛根汤加紫苏、柴胡、川芎、桔梗、前胡、荆芥、防风、蝉蜕，或麻黄桂枝亦可暂用，或败毒散去人参加荆芥、防风主之。又以防风煎汤浴头，洗面手足，又以苎麻蘸芫荽酒夏之，或以绢帛蘸热酒搭之俱妙。

疹已出而反没者，乃风寒所迫而然也，若不早治，毒内攻而死矣。急用消毒饮合升麻汤热服，使疹复出方可无虞。

疹出不透，壮热喘胀，烦躁闷乱，毒内攻也。宜竹叶石膏汤或甘草、桔梗、干葛、荆芥、前胡、枳壳、牛蒡治之，使疹出尽为妙。头面少者多加川芎，烦渴者黄连解毒汤，呕泄者黄连、陈皮、木通、泽泻、山栀、连翘、甘草、竹茹、生姜等治之。

疹子出见证治

红影初出皮肤，切戒风寒生冷，一或犯之，则肌肤闭塞，毒气壅滞，遂变为浑身青紫，毒反内攻，烦躁腹痛，气喘闷乱，痒塌诸证作矣。欲出不出，危亡立至。父母、医者其可忽诸。

初出吐泻者，乃阳火得泄，此吉兆也。宜升麻葛根汤主之，亦有兼伤食吐利者，加消食药。又云疹子吐泻者不须治，止要消毒散热。

疹初起烦躁谵语者，宜升麻葛根汤调辰砂益元散治之。

疹色红焰或微紫或太甚，并宜大青汤主之。黑者死证也，急用烧人屎研细，酒调服（白马屎、黄牛屎、白狗屎、猫屎、猪屎皆可用，猫屎尤捷）。须臾若黑变红色可治，人中黄火煅代之亦可，若出不透，莫如发散解毒，仍用升麻葛根汤加牛蒡、荆、防、蝉蜕、连翘一二进服，以清凉继之，庶毒邪不为寒郁，后来亦易调理矣。疹子既出，热甚不解，此毒邪壅遏，宜大青汤解其表。便闭以黄连解毒汤合白虎汤解其里。大便不通，四顺饮主之。

疹出身热咳嗽不止，乃余毒乘肺金也，以清金化毒汤主之。若更有痰，宜橘红、贝母、桔梗、甘草、芩、连、瓜蒌仁、连翘、知母、麦冬、牛蒡、灯心之类。咽喉肿痛加元参，喘者加石膏、竹叶、紫菀、兜铃、苏子，虽喘而壮热者，亦宜竹叶石膏汤起剂而合前诸药，或加杏仁、川朴，但不必用紫菀兜铃、苏子耳。石膏止可用一二帖，不宜多服。石膏大寒，性沉主降，小儿每服一二钱，大人倍之，寒月煨用，夏月生用，杨氏《直指》曰：赤疹遇清凉而后化，白疹得温暖而方消。

疹出咳嗽、口干、心烦者，毒在心肺，发未尽也。泻白散加花粉、连翘、元参、黄连以泻心火或黄连杏仁汤。

夏月出疹，热甚烦渴，是疹兼暑毒也。宜香薷饮合葛根汤，元气虚弱者禁用香薷辛温。

疹既出而发热、吐利、滞下者，乃火邪内迫，上行则吐，下行则利，甚至毒盛则里急后重而为滞下。吐者宜竹叶石膏汤去半夏主之，利者升麻泽泻汤。邪在中焦则吐利并作，宜黄芩汤加陈皮、黄连、竹茹。而里急后重者黄连解毒汤合天水散主之，或黄芩芍药汤加黄连、生地、木通、当归、枳壳等治之，或少加大黄以微利之。

疹出时自利不止，或泻粪水频数者，最为恶候。但看疹若遍身稠太甚或紫或红者，则又不妨。盖毒在大肠，非泻则郁遏不解，惟用平胃散加葛根、连翘以解之，疹子发透自然泻止。若已收而泻不止者，疹尤未尽，加连翘、黄连、牛蒡、木通、泽泻以分利之。若用诃子、肉果、罂杰壳等药，即变腹胀、痞满、喘急、闷乱不治之证矣。

疹出后热不退，连绵三四日不收者，乃毒火太盛外发未尽，内有余邪，以大青汤或化斑解毒三味消毒饮加元参、桔梗、石膏治之。

疹出时咽喉作痛不能饮食者，此毒火拂郁上蒸咽喉也，宜甘桔汤加元参、牛蒡、连翘、知母、门冬、花粉、竹叶，或射干鼠黏子汤徐徐咽服，勿作喉痹同论，妄用针刺。

疹出浑身如锦纹者，化斑汤主之。色淡者血不足也，养血益荣汤主之。若黑斑者，十死一生，急用大青汤主之。

形如锦纹而间有头粒赤者，壮热烦躁，舌胎或焦黄或燥黑，大便秘结，乃斑疹并行也。宜调胃承气汤利之，继用白虎汤治之。

疹出而手足发疱者，脾热也，宜消毒饮多加白芍药，少加防风即愈。

疹子之轻者，常以六时为度，如子后为阳午后收，午后为阴子后收，乃阳生阴成，阴生阳化之理也，故渐出渐收者其热亦轻。

疹子出后证治

疹子收后，身虽不见赢瘦，但时发壮热，烦躁不宁，搐掣惊悸，神昏志乱，此阴火衰耗致余毒入肝而传于心也，宜养血安神，四物汤加麦冬、枣仁、竹叶、灯心、甘草、石菖蒲、龙胆草、茯神、黄连为治，或以前药为末用，蒸饼，猪心血为丸，服之亦可。

疹后发热不除，忽作搐者，不可与急惊风同论，用导赤散加麦冬，送安神丸。小便清长者治之易，短少者治之难。

疹后咽痛呛水，舌胎唇燥者，乃流毒心胃也，宜黄连解毒汤加连翘、牛蒡治之，疹后痢下脓血，里急后重者，毒入大肠也，先用三黄丸利之，次用黄连芍药汤治之。

疹出时曾作泻痢，未经清解，疹退后变为休息痢，不问红白，里急后重，昼夜无度，余毒在大肠也，须分虚实治之。实者三黄丸利之，虚者香连丸和之，后用黄芩汤养血行气为治。

疹后滞下不止，饮食不进，脉缓肢冷，乃脾胃气虚也，先用理中汤，次用芎归六君子汤治之。

疹后壮热烦渴，利下鲜红，宜白头翁汤或芩、连、柏叶、槐花、枳壳、荆芥炭之类治之。

　　疹后余热未尽，热甚而失血者，宜用犀角地黄汤或四物汤加茵陈、木通、犀角之类以利小便，俾热得下行而愈。

　　疹后浑身发热，昼夜不退，此毒未尽解，邪火郁于肌肉之间，久则毛发焦干，皮肤枯槁，肌肉羸瘦，为骨蒸劳瘵之证，急服芦荟肥儿丸加龙胆草、当归、连翘等治之。迟则变为睡则露睛，口鼻气冷，手足厥逆，瘛疭，为慢脾不治之证，用清热除疳丸亦可。

　　疹后余热未尽，日夜烦燥，谵语狂乱，灯心汤下辰砂益元散，或辰砂五苓散（去桂、术）加芩、连、地骨皮治之。

　　疹后耳痛红肿成脓，用煅枯矾、夜明砂、胭脂边各一钱，麝香二分同研，先用绵裹杖子搵净，以药少许掺之，若日久不愈，宜服犀角饮解之。

　　疹后身热烦渴不已，乃虚烦也，宜竹叶石膏汤去半夏加干葛、天花粉、麦冬治之。

　　疹后壮热、喘嗽痰血者，乃毒留于肺胃也，宜黄芩、山栀、知母、贝母、天花粉、元参、人中黄治之。

　　疹后而复拂拂烦热，频作呕吐者，此毒尚未尽，留连于肺胃之间，宜化斑汤主之；大便闭者，稍加大黄微利之。

　　疹后便溏干嗽，身热羸瘦，皮枯憔悴者，乃疳瘵之证，宜四君子汤加陈皮、贝母、黄连、地骨皮、青蒿子、龙胆草、白芍药治之。如浑身壮热，未至羸瘦、皮枯憔悴，但搐掣烦躁，此热在心肝，以当归养血汤、黄连安神丸间服可也。

疹后微微嗽者，用清肺饮加消毒饮主之。

疹后干嗽不已，因过于解散，以致肺气虚耗，宜补脾肺为主，用四君子汤加陈皮、贝母、归身、白芍、米仁、石斛治之。有用清火止嗽药，背渐驼肥、腿足细小者，有咳久而胸高肿满状如龟背者，乃疹后久嗽则金衰，金衰则不能生水制木，木火刑金，盖肾主骨髓，肾无生气则骨枯而髓减，风寒乘虚而入于髓内，其邪凝滞故腰脊不举而有斯疾。治法先以防风散驱其邪，后以八味地黄丸加人参、杜仲、牛膝、当归、霍石斛、何首乌、米仁、野黑豆、菟丝子、枸杞子、巴戟肉、草薢、桑寄生、鹿茸蜜丸，又以驱风壮筋活血膏贴其突处，又以艾灸肺俞穴（第三椎骨下各开一寸半）、膈俞穴（第七椎骨下各开一寸半）。

疹后嗽甚气喘，连声不住，甚至饮食汤水俱呛出，或咳血，此热毒乘肺而然也。宜服门冬清肺饮加连翘主之。若胸高如龟背，肩耸而喘，血从口鼻而出，摇头摆颈，面色或青或白或红，而色枯黯者，不可治。然亦有肺气虚为毒所遏而发喘，连声不已，但无咳嗽，血出呛食等证，宜清肺饮倍加人参治之。此又不可拘肺热之一端，而纯用清肺解毒之药也。

疹后痰嗽不已，午后发热者乃阴亏而火炎无制也。治宜壮水为主，以六味地黄丸加门冬、知母治之。

疹后两目赤肿，壮热烦渴者，毒乘肺胃也。宜清胃解毒汤治之。

疹后痰嗽口疳，身热腹饱者，宜清胃汤加大腹皮、枳壳治之。

疹后声哑不出，或嗽或喘，身热不退，日久不愈，乃热毒克制肺金。宜清金降火汤加竹沥、姜汁主之。

疹后热毒未尽，发疔发痈，肢节疼痛者，以羌活散微汗微下。

疹后热毒未尽，壮热烦躁，疮疥遍体，先以葛根汤加荆芥发之，次用犀角地黄汤。

疹色变黑，牙根黑烂，肉腐血出，臭息冲人者，用天生白马蹄放热瓦上炙过，存性，研细擦患处，或三妙疳方，马鸣散主之。有齿溃鼻穿，诸药不效者，急以牡牛粪后尖，瓦上煅，同人中白俱煅存性，和川柏末研细吹之，则溃窍渐涨，齿龈俱生。若面颊浮肿，环口青黑，唇崩鼻坏，穿颊破腮者死。如唇口多疮，其声嘎哑者曰狐惑，以化䘌丸主之。若更烦躁失声者死，外以文蛤散、雄黄散搭之，内用人中黄、使君子、龙胆草、川黄连、五灵脂浸蒸饼为丸，滚水服以清胃火，然或有得生者，不多见也。孕妇出疹当以四物汤加冬术、条芩、苏梗、艾叶安胎清热为主，使胎无虞，而疹易出没也；如胎气上冲，急用苦荽苈、艾叶煎汤，磨槟榔汁服之，更宜多服上药为妙。

孕妇瘄疹，热毒蒸胎，胎多受伤，而母实无恙也。盖疹与痘不同，痘宜内实，故胎落而母亡，疹宜内虚，故胎去而母存，孰若子母俱全之为愈也。

疹子不治证

干紫黑煤青黯，面目胸腹稠密，咽喉攒缠，发不出而喘，没早而喘，循衣摸床，谵语撮空，厥逆瘈疭，神昏志丧，喘急不嗽，通关不嚏，口张肩耸，胸高突起，舌干唇燥，搦手摇头，目无液泪，乃火邪炽盛，余毒内攻，肺窍不通也。

身热喘胀，人事不省，口鼻出血，面色青白干枯者，乃闷疹也，不治。

疹后饮食、动止如常，乃卒心腹绞痛，遍身汗出如水者，此因元气虚弱，失于调养，外虽无病，内实虚损，偶为寒邪所袭，谓之中恶，朝发夕死，夕发朝死。

疹后须避风寒，切戒水湿，如或不谨，遂致终身咳嗽疮疥，无有愈期。

疹后大忌猪羊鸡鱼虾蟹之类，恐惹终身恶累，若食莱菔则终身有心糟之患，诸如此类随处留神，必先叮嘱告戒。

疹子轻重不治证

或热或退而后出者，轻。

淡红滋润，头面匀净而多者，轻。

发透三日而渐没者，轻。

头面不出者，重。

红紫干燥者，重。

冒风没早者，重。

热移大肠变痢者，重。

目睛无神者，不治。

黑暗干枯，一出即没者，不治。

气喘，心前吸者，不治。

鼻煽口张，撮唇弄舌者，不治。

鼻准青，粪色黑者，不治。

痂疮色白为胃烂，不治。

喉肿色黑为内陷，不治。

疹之一证比痘尤甚，若调理失宜，祸不旋踵。痘由胎毒外邪感触而发，其形势多少、轻重、吉凶自可豫断。疹虽由感受邪气而发，然轻者可重，重者可轻，皆在于调养得宜。故必避风寒，节饮食，斯为至要。若误食鸡鱼，则终身皮肤如鸡皮之状，凡遇天行出疹之时，又复重出。若误食猪肉，则每岁出疹之时，必然痢下脓血。若误食咸酸，令人咳不止。误食五辛令人生惊悸。所以通禁必待四十九日之后方可食肉，才无禁忌。苟或不慎，邪内伏，轻变重，重者死，业医者当嘱病家谨守，慎之，戒之。

德按：秦氏《痘疹折衷》余藏写本所引汤药不全，今录数方于后。

羌活散

羌活　防风　白芷　荆芥穗　川芎　地骨皮　甘草　连翘柴胡　牛蒡子　大腹皮

芦荟肥儿丸

三棱　莪术　青皮_{俱醋炒}　陈神曲　黄连　胡黄连　使君肉　芦荟　槟榔　香附　陈皮　麦芽　芜夷　南木香

有癖块加阿魏、干漆。

化䘌丸

芜夷　芦荟　青黛　川芎　白芷梢　胡黄连　虾蟆灰

开豁腠理汤

升麻　葛根　羌活　荆芥　防风　前胡　柴苏　牛蒡子陈皮　甘草　桔梗　枳壳

上十二味水煎服。

张氏《痘疹诠》

麻疹述原

景岳子曰：痘之与疹原非一种。虽痘之变态多证，而疹之收敛稍易。然疹之甚者，其势凶危亦不减于痘，最为可畏。盖疹毒痘毒本无异也。第古人重痘而忽疹，多不详及，使后人无所宗法，余实怅之。自得罗田万氏之刻，见其理透法精，鄙念斯慰。今悉从其训，备述于此，虽其中稍有裁订，亦不过正其疑似，详其未详耳。使此后患疹者幸获迷津之指南，亦以见万氏之功为不少矣。

名　义

疹者痘之末疾，惟二经受证，脾与肺也。内应于手足太阴，外合于皮毛肌肉，是皆天地间沴戾不正气，故曰疹也（音同疠）。然其名目有异，在苏松曰痧子，在浙江曰瘄子（音同错），又曰瘄子，在江右、湖广、广东、安徽曰麻子，在山陕曰籽疮，曰糠疮，曰赤疮，在北直曰疹子（音同轸），名虽不同，其证则一。但疹在痘前者，痘后必复出疹，惟痘后出疹者，方为正疹结局。

疹逆顺

万氏曰：疹以春夏为顺，秋冬为逆。以其出于脾肺二经，一遇风寒，势必难出，且多变证，故于秋冬为不宜耳。夫天行不正之气，致为人之痧疹。然古人于痘、疹二字，始终归重于痘，并不分别。疹为何物，岂可以二证归于一证耶？想当时重痘不重疹，故尔略之，致使后人不得心法，因而害事者往往有之。今以吾家四代传流，以及今日心得之法，开载于后，用此应治，定不差矣。敢有毫厘隐秘，天其鉴之。

疹 脉

凡出疹，自热起至收完，但看右手一指脉洪大有力，虽有别证亦不为害。此定存亡之要法也。

景岳曰：按此即阳证得阳脉之义，若细软无力，则阳证得阴脉矣。元气既弱，安能胜此邪毒，是即安危之基也。故凡诊得阴脉者，即当辨识为阴证，而速救元神，宜用伤寒温补托法参酌治之。若执以麻疹为阳毒而概用清寒，则必不免矣。

疹 证

疹虽非痘之比，然亦胎毒蕴于脾肺，故发于皮毛肌肉之间。但一时传染，大小相似，则未有不由天行疠气而发者，此其源。虽内发而证多属表，故其内为胎毒则与痘证同，外有表邪则与伤寒类。其为毒也，总由君相二火燔灼太阴而脾肺受之，故其为证则有咳嗽喷嚏，面肿腮赤，目胞浮肿，眼泪汪汪，鼻流清涕，呵欠闷顿，乍凉乍热，手足稍冷，夜卧惊悸，或恶心呕哕，或以手挦面目唇鼻者，是即出疹之候，便宜用解毒散邪等药透达，不使留停于中，庶无他患。但凡是疹证，必其面赤，中指冷而多嗽，又必大热五六日而后见红点遍身，此其所以与痘、与伤寒有异也。

痘欲尽发而不留，疹欲尽出则无病，邪气郁遏则留而不去，正气损伤则困而不伸。毒归五脏，变有四证：归脾则泄泻不止，归心则烦热不退而发惊，归肺则咳嗽血出，归肾则牙龈烂而疳蚀。

程氏曰：麻疹初出类伤风寒，头疼咳嗽热甚，目赤颊红，一二日内即出者轻，必须解表，忌见风寒，荤腥厚味，如犯之恐生痰涎，变为惊搐，必致危矣。如初起吐泻交作者顺，干呕霍乱者逆，欲出不出者危亡立至。

景岳曰：痘疹之属有四种，曰痘，曰疹，曰麻，曰斑也。痘则陆续渐出，自小而大，或稀或密，部位颗粒有辨也。疹则一齐发出，大者如苏子，次者如芥子，小者如蚕子，而成粒成片者是也。麻则最细，而碎如蚊迹，模糊者是也。斑则无粒，惟成片红紫如云如锦者是也。大都疹与麻斑同类，即发斑伤寒之属，而痘则本非其类也。盖痘毒本于肝肾，出自中下二焦，是以始终不妨于食，而全赖水谷为主，所以能食则吉，不能食则凶，故治痘者不可不顾脾胃。麻疹之毒则由表邪不解，而内犯太阴阳明，病在上中二焦，所以多不能食，故治麻疹者，但宜解散火邪，邪散则自能食矣。是痘疹之治，当各有所重者如此。

疹　期

出疹之候，初热一日，至次日鸡鸣时，其热即止，止存五心微热，渐见咳嗽，鼻流清涕，或腹中作痛，饮食渐减，到申酉之间，其热复来，如此者四日。用手满按发际处甚热，其面上热少减二三分，咳嗽连声，面燥腮赤，眼中多泪，喷嚏频发，或忽然鼻中出血。至五日，其热不分昼夜。六日早时，其疹出于两颊下，细细红点，至午时，两手背并腰下及浑身密密俱有红点。七日，普遍掀发，其鼻中清涕不流，喷嚏亦不行，七日晚两颊颜色渐淡。此验出疹之要法。

凡疹热，六日而出，一定之规也，若医者无识，用药太早，耗散元气，及至出时变害多矣。或嗽而变喘，或出一二日即隐，或作大泻，或合目而喘，此医者用药不当之害也。吾家治法，定不在五日内用药，必待见疹方用徐徐升表，然用药亦有次第，凡一剂必作十余次饮之，况疹在皮肤之间，若作一次服，则药性催之太急，每至谵语烦躁，故当慎之。

景岳曰：按此万氏之法，谓医家用药太早，恐致耗散元气，故必待见点而后施治，及作一次服，恐药性催之太急，皆惟恐无益而反以致害。此固其心得之法也。然以愚见，则医有高下，药有宜否，但使见有确真，发无不当，则于未出之前，或解或补，必有得预防之力，以潜消其毒者。既出之后，亦必有善调之方，而不致催急者，此在善与不善，或不嫌早与不早也。尝见庸流之误治者多，是诚不服药为中医也。此万氏之说，所以不可不遵。

凡疹热，五六日必出矣。医者用药见不能散，父母见药不效，医者见热嗽不能除，或以别证治之，病家又或更医，此世之所以误者多矣。

麻疹初热

麻疹发热之初与伤寒相似，惟疹子则面颊赤，咳嗽喷嚏，鼻流清涕，目中有泪，呵欠善睡，或吐泻，或手揩眉目，面赤为异耳，但见此候即是疹子，便宜谨避风寒，戒荤腥厚味。古法用升麻葛根汤以表散毒邪，余制透邪煎代之更佳，或柴归饮亦妙。但使皮肤通畅腠理开豁，则疹毒易出。不可作伤寒，妄加汗下也。妄汗则增热，而为衄血咳血，为口疮咽痛，为目赤肿，为烦躁干渴，为大小便不通。妄下则里虚，为滑泄，为滞下。经曰：必先岁气，毋伐天和，言不可妄汗妄下也。

凡疹初热疑似之间，切不可轻易用药，总有他证，必待五日腮下见疹，方可用升表之剂。嗽多，连打喷嚏，鼻流清涕，或流鼻血，饮食减少，好饮凉水，只宜调理饮食，戒荤腥面食。

疹子初发热时未见出现，咳嗽百十余声不已，上气喘急而目胞肿，时卧时起，此火毒内蒸，肺叶焦举，宜甘桔汤合白虎汤加牛蒡子、薄荷主之。如疹出之时咳嗽、口干、心烦者，此毒在心肺，发未尽也，泻白散加天花粉、连翘、元参、黄连主之。

疹子欲出未出之时，宜早为发散，以散其毒则无余患，若不预解使之尽出，多致毒蓄于中，或为壮热，久枯瘁，或成惊痫，或为泻痢，或为咳血喘促，或作疳蚀而死，此虽一时戾气之染，然未有不由于人事之未尽也。

疹出没

疹子出没，常以六时为准，假如子后出午后即收，午后出子后即收，乃阳生阴成，阴生阳成，造化自然之数也。凡此旋出旋收者轻，若一出连绵三四日不收者，乃阳毒太甚，宜大青汤或用荆芥、牛蒡子、甘草、元参、石膏、桔梗主之。若逡巡不出者，乃风寒外束，皮肤闭密也，宜荆防败毒散主之。

疹已出而复没者，乃风寒所逼而然。若不早治，毒必内攻，以致痒塌而死。急用升麻汤加荆芥、牛蒡子、甘草热服，则疹必复出而安矣。

发热六七日以后，明是疹子却不见出，此必皮肤坚厚、腠理闭密，或为风寒所袭，或曾有吐泻，皆能伏也。急用托里散表之剂，如麻黄汤去杏仁加蝉蜕、升麻，外用胡荽酒之类，如一向未更衣者，必毒甚于内，伏而不出，《局方》凉膈散加牛蒡子主之。

疹子只怕不能得出，若出尽则毒便解，故治疹者，于发热之时，当察时令寒暄，酌而治之。如时证大寒，以桂枝葛根汤或麻黄汤发之，时证大热，以升麻葛根汤或合人参白虎汤发之，不寒不热，以荆防败毒散发之。如尽一剂不出，再作本汤服之，外用胡荽酒，又以苎麻蘸酒遍身戛之，务令呕出。如三四作更不出，加腹中胀痛，气喘昏闷，则死证也。

景岳曰：按此万氏之法极得因时制宜之善，已尽发表之义矣。然发表之义亦最不易，即如营卫不足而疹有不能出者，其证甚多，若徒知发之，而不知滋之，则营卫有弱者，非惟不能发，而且恐穷其源矣。此其或在脾胃，或在血气，必得其神，庶乎有济，如伤寒三表之法，实亦有关于此。

疹毒出尽，则邪气解散，正气自然和平。如发热烦闷，或呕吐，或泄泻，此毒邪壅遏尚未出尽也。烦热者黄连解毒汤，呕泄者柴胡橘皮汤并外用胡荽酒及苎麻，戛法如前，待疹子出尽，则烦热自去，呕吐自止矣。

疹有既收而余毒未尽，至三日之外又复发出，或至五六次不已者，此因发热之时，不避风寒，致令邪气郁于肌肉之间，留连不散，虽曾解散终属未畅耳，若兼杂证，亦当随证治之。

疹形色

凡看麻疹初出之法，多于耳后项上腰腿，先见其顶尖而不长，其形小而匀净者，吉也。若色见通红，则疹发于心，红者，火之正色也。若疹色淡白者，心血不足也，养血化斑汤主之，或四物汤加防风。色大红焰或微紫者，血热也，或出太甚者，并宜大青汤主之，或四物去川芎加柴胡、黄芩、干葛、红花、牛蒡子、连翘凉血滋阴而热自除，所谓养阴退阳之义，亦五死一生之证也。若黑色者，则热毒尤甚，而十死一生之证，此尤不可不明察之，而混为施治也。

凡疹初出色赤者，毒盛之势也，但大便调，咳嗽多，右手一指脉轻重取皆有力，虽势重无碍，但当随证调理。若嗽少，右手一指脉无力，虽三日后收，其浑身疹疮变为紫色，壅结于皮肤之间，若用解利之药，其色渐转红色，嗽多流涕，颇思饮食者生。若投二三剂难变者，难疗也。

疹 涕

凡疹出至二三日，必两鼻孔俱干，待收完看，毒气轻者，清涕即来，就思饮食，此不必服药。若清涕来迟不思饮食者，须要清肺解毒，必俟清涕出方可不用药。

痧吉凶

或热或退，五六日而后出者，轻。

透发三日而渐没者，轻。

淡红滋润头面匀净而多者，轻。

头面不出者，重。

红紫黯燥者，重。

咽喉肿痛不食者，重。

冒风没早者，重。

移热大肠变痢者，重。

黑黯干枯一出即没者，不治。

鼻扇口张目无神者，不治。

鼻青粪黑者，不治。

气喘心前吸者，不治。

总论治法

痧喜清凉而恶湿，痘喜温暖而恶凉，此固其大法也。然亦当有得其宜者，如痧子初出亦须和暖则易出，所以发苗之初只要发出得尽，则痧毒便解。非若痘之苗而秀，秀而实，而后毒解也。痘疮成熟之时，若太温热则反溃烂不收，是痘之后亦喜清凉也。故治痘痧者无过热，无过寒，必温凉适宜，使阴阳和平，是为得之。

痘宜内实，可用补剂，疹忌内实，只惟解散。惟初热发表时略相似耳，既出之后，痘宜补气以生血，疹宜养阴以制阳，何也？盖疹热甚则阴分受其熬煎，而血多虚耗，阴金被克，故治以清火滋阴为主，而不可少动其气，若燥悍之剂，首尾皆深忌也。世知痘证所系之重，而不知疹之杀人尤烈，方书多忽而不备，良可太息也夫。

斑疹之毒皆由于火。《内经》曰：赫曦之纪，其病疮疡。故或遇二火司天，或司运之岁，肺金受制，感而发者居多。轻者如蚊迹之状，或垒肿于皮肤间，名曰瘾疹。重者如珠点红晕，或片片如锦纹，名曰斑疹。大抵色赤者吉，色黑者凶，其证似伤寒发热，凡三四日而出，七八日而靥也。凡此之类，皆属邪热，治之之法，惟辛凉解利而已。即若吐泻，亦断不可用温补也，如豆蔻、干姜之类切勿轻用，而初发之时，尤不可大汗，只宜升麻、葛根、透邪煎之属微表之耳，故用宜斟酌，有不可一概取必也。

标出不红，现而发热转甚，或头痛身痛烦躁者，升麻汤或透邪煎。

色赤稠密，身痛烦躁者，升麻汤加紫草、连翘。

寒热并作，头痛背强者，升麻汤加羌活、防风、连翘。

头顶面肿，升麻汤加牛蒡子、荆芥；若脉强、火盛、热渴者，宜清降其火，以白虎汤加减用之。

自汗烦渴，气壅脉数者，化斑汤。

身热烦渴、泄泻者，柴苓汤或四苓散，如夏月用益元散。

热甚，小便赤涩、谵语惊恐者，导赤散、四苓散加辰砂，夏月益元散加辰砂。

咳嗽甚者，二母散、麦门冬汤、清肺汤。

喘者小柴胡汤去人参加五味子（德按：痧疹初出究非虚喘，五味子切不可加）。

热甚鼻衄，或便血、溺血热甚者，黄连解毒汤；血甚者，犀角地黄汤。

伤寒呕吐，六君子汤加藿香、干葛，或减去人参；热甚呕吐者，解毒汤；小便不利而呕吐者，四苓散；一二日不通者，导赤散。

大便秘结，发热身痛者，大柴胡汤；腹胀气喘者，前胡枳壳汤。

咽喉不利，甘桔汤，兼风热咳嗽者，加防风。

寒热往来似疟，小柴胡汤，如兼咳嗽去人参。

靥后身热不除者，升麻汤；或去升麻加黄芩、黄连，各用酒炒。

下利赤白腹痛者，黄芩芍药汤，或加枳壳；身热腹痛者，解毒汤。

余毒未尽，变生痈疽疮疖者，升麻汤加荆芥、防风、牛蒡子、连翘。

景岳曰：按以上万氏治疹诸条皆极详明，然其中惟泻痢、气喘二证则最多疑似。盖二证之由疹毒，因当如其治矣。然有不因疹毒者，如俗医但见是疹，无不概用寒凉，不知有可凉者，有不可凉者，其有脾气本弱而过用寒药，或以误食生冷致伤脾胃，而为泄泻者亦多有之。此一证也，虽曰由疹而发，而实非疹毒之病矣，但察其别无热证热脉，而兼之色白气馁者，便须速救脾肾，急从温补。若执谓疹毒不可温，则无不危矣，此医之当知本也。又如气喘一证，大有虚实，盖十喘九虚。若察其本非火证，又非外邪，而或以大泻，或以大汗而致喘者，此皆气脱之后也。凡此二者，皆不可不加细察，而或者以气促作气喘，则万万大误矣。又痘疮总论中有因人因证之辨，与此麻疹实同一理，所当参阅，故不可以麻疹之邪悉认为实火，而不知虚火之为害也。

徐氏东皋曰：痘难疹易之说，此俗谈耳，其有胃气原弱，所感入深，又或因泻痢而发有不快，或发之未透而随现随隐，久之邪气渐入于胃，必泄泻不已，出而复出，加之喘促，则必危矣。凡若此者又岂可以易言哉？所以但有出疹，若见虚弱，急当先补脾胃，其有欲出不出，急当托里发表以助之，且首尾俱不可泻（言用下也），一如痘证同也。

疹禁忌

凡疹出发表之后，红影现于肌肤，切戒风寒生冷，如一犯之，则腠理闭密，毒气壅滞，遂变浑身青紫，而毒反内攻，烦躁、腹痛、气喘、闷乱诸证作矣，欲出不出，危亡立至，医家病家皆不可不慎。

疹疮之证，全在调治，禁忌如鸡鱼、炙煿、盐醋、五辛之类，直过七七之后方可食之，惟宜清淡。不可从口恣食，致生他疾也，若误食鸡鱼，则终身皮肤粟起如鸡皮、鱼靥之状，或遇天行出疹之时又令重出。误食猪羊肉，则每岁凡遇出疹之月多有下利、发痧、乖疮。误食盐醋，致令咳嗽，则每岁出疹之月必多咳嗽。误食五辛之物，则不时多生惊热，目赤口臭。此痘疹之家皆所当慎也。

痘疹非热不出。凡疹子欲出，必遍身发热，或烦躁，或头眩，或身体拘急。及既出，则身便凉，诸证悉解，此一层。疹子随即收者，极轻者也。如疹子既出而热甚不减，此毒盛者也，宜大青汤解其毒。便涩者宜黄连解毒汤合白虎汤或大连翘饮解其里。大便不通者，《局方》凉膈散加牛蒡子主之。

疹喘嗽

凡疹证多嗽，此顿出顿入之势也。但有疹毒，须假嗽多而散，故疹后旬日之内尚宜有嗽，切不可见嗽多而治嗽也，宜慎之。

疹证属肺与脾胃，肺受火邪则嗽多，嗽多则顿出头面并及四支。大肠受火邪则上连脾胃而为泄泻，若早泻则嗽必减而变为喘，盖喘嗽二者皆属于肺。然嗽实喘虚（德按：亦有因毒邪外闭肺胀而喘者）。得嗽者出，得喘者入，入则合眼多痰，胸满腹胀，色白而毒不尽出，证则危矣。此疹之宜嗽不宜喘，而最不宜于泄泻也。

疹吐泻

凡疹子初起发热吐利，纯是热证，不可作寒论，此乃火邪内逼，上焦则多吐，下焦则多利，中焦则吐利并作。自利者，宜黄芩汤。吐利者，宜黄芩汤加半夏、生姜。自利里急后重，宜黄连解毒汤合益元散。

凡疹出一二日或三四日忽然大泻嗽多者，用升表之药加以分利治之，若泻而兼喘，复见闷乱摇头者，凶。

麻疹现后大便下脓血，或因泄泻而变成脓血者，或径自利者，但看疹疮出多而色红又多嗽者，只宜表疹，俟其收后方宜解毒，兼治其利。

疹之初起最忌泄泻，然亦有始终泄泻而不妨者，禀之强弱异也，若因泻而嗽减变为喘者，则危矣，详前喘嗽条。

身热烦渴泄泻者，柴苓汤、四苓散，如热甚或夏月益元散。

疹后作利，亦有看手、咬指甲、撕口唇皮及咬人等证，当以解毒分利药治之，若所下稠涎红白相兼者，务要用解毒之药。若昼夜有二三十次渐减至二三次，或渐多嗽，右手一指脉渐起，清涕复来者，方可望生。若利变煤尘色，或成屋漏色，或如青菜色，肛门如直筒，喘促音哑，食饮不进，午后腮红，皆不治之证。

景岳曰：自古方书凡发挥未尽及用治未当者，间亦有之。而惟于泄泻一证，则尤其为最。何也？盖古人泄泻为热者什九，故多用河间黄芩芍药汤为主治，而不知凡属泄泻最多脾肾虚寒也。即如出疹一证，虽有由疹毒而泻者，然果系实热，多不作泻，但致泻者，率由脾胃之弱。若但知清火解毒，则脾土日败，而渐成屋漏菜青色及气促绝食不治之证矣。病而至此。岂犹热耶？总属误耳（德按：马元仪曰暴病则多实，久病则多虚，滑脱者多寒，涩滞者多热，参之脉证百无一失）。故凡治泄泻者，即虽是疹，亦必察其有无热邪，故无热证热脉，即当于痘疮泄泻条中求法治之。庶最危者犹可望其生也，如余于诸法之外，而独言其要者有如此。

疹饮食

凡出疹者多有五六日不饮食，此胃为邪气所侵，亦为邪气所养，故不食亦不妨，切不可着意治之，只宜治疹，疹疮出尽，毒气渐解，即思饮食。尤不可与面食，虽用粥饮，每次只可少与，候神气清爽，身全不热，渐渐加添，但宜少而频也。凡出疹之先，平昔过用面食者，正出时吃面食者，或胃气渐开即思面食而用早者，因动胃火，以致清涕不来，身体作热，两眼看手，咬指抠鼻，撕口唇皮及撕眼札毛者，此皆疹后食复之病也，当清肺解毒加消导之剂治之。

疹饮水

凡患疹之人，不拘大小，自起至收，必皆喜饮凉水（可与花露代），此不必禁，但宜少不宜多，宜频不宜顿，则毒气随之渐解。

疹　渴

凡疹子渴喜饮水，纯是火邪，肺焦胃干，心火内亢故也。初发热发渴者，升麻葛根汤加天花粉、麦门冬，渴甚者人参白虎汤合黄连解毒汤主之。

疹汗衄

凡疹子发热，或自汗，或鼻衄者，不须止之，此亦散越之义。汗者毒从汗散，衄者毒从衄解，但不可太过，如汗太多人参白虎汤或合黄连解毒汤，衄太多者元参地黄汤。

疹躁妄狂乱

凡疹有初热而见烦扰、谵妄、狂乱者，宜升麻葛根汤调辰砂益元散主之。

疹收之后余热未尽，日夜烦躁，谵语狂乱者，辰砂益元散用灯心汤调下，或四苓散加灯心、黄连、黄芩，调水飞辰砂五分主之。

疹咽痛

痘疹咽痛亦是常候，乃火毒上熏而然也。切勿以喉痹同论，妄用针刺，盖此非喉痹痛肿，原无恶血可去也。痘疹喉痛，只是咽干作痛，宜甘桔汤加牛蒡子，或射干鼠黏子汤细细咽之，更以玉钥匙吹之（德按：咽喉肿痛，若果烂喉疹毒外闭内陷者，大忌冰片牛、黄凉遏）。

疹唇口疮

凡出疹之先，或有胃火，及出疹之后，余毒不散，此热毒收于牙龈上下，故并唇口生疮，遇有此证，每日用温米泔水洗十余次（或用生甘草汤漱口），急用解毒之药治之，若或失治，多变走马疳也。

疹腹痛

凡疹初热一日至五六日之间，多有腹痛之证，此大肠之火郁于脾窍之中，故作腹痛。俱不可认作伤食，用消导之药，或以手揉，俱能致害。但解疹毒，毒散则腹痛自止，最宜慎之。

疹后诸证

凡疹后余毒未尽，随当解之。若停留日久不解，则必致喘嗽，或喉中痰响，或为四支冷痹，或目无光彩面色青白，或鼻孔如烟筒，或嗽声不出，若右手一指脉轻取散乱，重按全无，则成难治之证矣。

疹子收后身有微热者，此虚热也，不须治之，待血气和畅，其热自退。若热势太甚，或日久不减，宜用柴胡麦门冬散，甚则黄连解毒汤或合人参白虎汤。

疹后热不退而发枯毛竖，肉消骨立，渐渐羸瘦，为骨蒸劳瘵之证者，宜万氏柴胡四物汤主之，或芦荟肥儿丸加当归、连翘治之。迟则变证为睡则露睛，口鼻气冷，手足厥逆，遂成慢脾风，瘛疭，不治之证矣。

疹后热不除，忽作搐者，不可以急惊风同论，宜导赤散加人参麦门冬送七味安神丸。小便清者可治，短少者难治。如见多痰或用抱龙丸，或以四物汤加麦门冬、枣仁、淡竹叶、甘草、龙胆草、黄连、茯苓、辰砂、石菖薄之类治之，或以此药为末用，蒸饼，猪心血为丸服亦可。

疹退后多有咳嗽之证，若微嗽不已者，此余毒未尽也，用清肺饮加生甘草、牛蒡子主之。若嗽甚气逆发而不已者，此肺中伏火，金虚叶焦也，宜清肺饮或清肺汤合人参白虎汤、六一散之类主之。若身热顿嗽，甚至饮食俱呛出，或咳出血，皆热毒乘肺而然，宜多用门冬清肺汤或加连翘或清金降火汤主之。若咳甚而面浮目肿，胸高喘急，血出口鼻，面色青赤，昏躁摇头者，死证也。又有肺气本虚，为毒所逼而发喘不已，但无嗽血、呛食等证者，宜用清肺饮倍加人参治之。不可拘于肺热之说，而纯用清肺解毒之药也。

疹后余热未尽，或热甚而失血者，四物汤加茵陈、木通以利小便，热气下行则愈，若血在上者去川芎。

疹后余毒入胃，久而不散，以致牙龈黑烂，肉腐血出，臭气冲人者，名为走马疳，用马鸣散主之。甚者急用人中白、芦荟、使君子、龙胆草、黄连、五灵脂浸蒸饼为丸，滚水服之，以清胃火。若面颊浮肿，环口青黑，齿脱唇崩，鼻坏者，死证也。疹退之后，饮食如常，动止如故，乃卒然心腹绞痛，遍身汗出如雨者，此因元气虚弱，失于调养，外虽无病，内实亏损，偶然为恶气所中，谓之中恶，此朝发夕死之证。

附：麻疹

痘之外有疹，疹之外又有麻疹。麻疹者亦疹之类，即斑疹
也。但正疹则热至五六日而后一齐涌出，出皆粒粒成疮，非若
麻疹之皮红成片也。且麻疹之出则不拘三四日，以火照之，遍
身如涂朱之状，此将出之兆，出则细碎，皮红成片，如蚊蚤僭
肤之迹者，即麻疹也（德按：此言麻疹乃时行疫疠之痧，非
正出之痧也）。亦或有六日始出，出而又没，没而又出，不过
一周时许，世俗谓一日三出，三日九出后，方齐出透彻。然亦
有不拘者，只三日间，从面至胸背手足，虽随出随没，然只要
出透，以遍身红润者为美。重者遍身膨胀，眼亦封闭，色有赤
白微黄不同，只要红活，最嫌黑陷，及面目胸腹稠密，缠缠咽
喉者，为逆，发不出而喘者，即死。所谓麻者，以遍身细碎如
麻，无有空处故也。然又有遍身但红而绝无斑点者，是又谓之
丹痧，亦其类也。故痘家有夹斑、夹疹、夹丹等证，总皆热毒
所致，俱当详辨也。

麻初起呵欠，发热，恶寒，咳嗽，喷嚏，流涕，宜升麻葛
根汤加苏叶、葱白以解肌，切忌大汗。若潮热甚者加芩、连、
地骨皮。谵语者调辰砂益元散。咳嗽加黄连、杏仁、麦门冬、
石膏。咳甚热甚者用凉膈散加桔梗、地骨皮。泄泻者宜四苓
散。便红合犀角地黄汤（德按：凡麻疹初起大忌犀角、羚羊，

可与葛根芩连汤加藊豆花、山茶花之类）。吐血、衄血用犀角地黄汤加山栀。小便赤加木通（德按：若大便秘者，可与三黄泻心汤加生地、栀、丹之类）。寒热似疟小柴胡汤。

麻疹已出，烦躁作渴者，解毒汤合白虎汤。喘而便闭者，前胡枳壳汤加五味子（德按：五味子太敛，可与杏、朴、苏子、桑白皮之类）。便秘甚者，小承气汤。谵语溺闭者，导赤散。小便如泔者，四苓散加车前子、木通。谵语如狂者，解毒汤调辰砂益元散。大小便血者，犀角地黄汤合解毒汤。吐血、衄血，解毒汤加炒山栀、童便。泄泻解毒汤或四苓散。喘兼泄泻、溺赤涩者，柴苓汤。烦热大渴作泻者，白虎汤加苍术、猪苓。热盛干呕者，解毒汤。伤食呕吐，四君子汤。夏月因热作呕，四苓散加人参。

麻证初起及已出已没一切杂证俱与痘疹大同，但始终药宜清凉。虽曰麻喜清凉，痘喜温暖，不易常道。然虚则补，实则泻，寒则温，热则凉，方是医家玄妙。故治麻亦有血虚而用四物汤，气虚而用四君子汤，伤冷则温中理中之药，皆当因证而用也。

麻疹收后余毒内攻，凡寻衣摸床。谵言妄语。神昏志乱者死。如热轻而余未除，必先见诸气色，若有所见须预防之。始终以升麻葛根汤为主，或四味消毒饮，或六味消毒饮，解毒汤，随证选用，仍忌鱼腥葱蒜等物。

水　痘

凡出水痘先十数点，一日后其顶尖上有水泡，二日三日又出渐多，四日浑身作痒，疮头皆破，微加壮热即收矣，但有此痘须忌发物，七八日乃痊。

水痘亦有类伤寒之状，身热二三日而出者，或咳嗽面赤，眼光如水，或喷嚏，或流涕，但与正痘不同，易出亦易靥，治以清热解毒为主。

周氏《慎斋遗书》

周氏慎斋曰：麻初出于阴而传于阳，人之一身，惟火甚速，肺金居上，畏火者也。脾土居中，畏木者也。火炎上则肺有亏矣，火宜发之。疏通血脉，滋润皮毛，而肺无伤则左肾足，木得其润泽，肝血润则脾血藏，脾阴又何伤乎。脾通血脉，胃主四肢，胃气上升，肺津乃降，滋生元气，万物生长。心之神化，脾得其真，火化从何起。盖火是邪，邪从虚起，有余易去，不足难扶。未出之先，肺先受邪，当发其表，邪从汗散。假如求汗不至，或汗多，疹或隐或见凶。皆是元气不足，脾虚不统故也。当补脾阴之不足，血药之中少加参、桂亦无害也。庸医未见其理，谓麻宜清凉，痘宜温补，痘有先清后补之别，则麻无有温之之意。求汗不至，不可再攻，攻则化而为火，肺热无救，一也。未出或已出，自汗吐下，真气已伤，脾肺先受害也。麻以二脏为主，切宜斟酌，再无汗吐下也。胃喜湿热而上升，清气下陷，小便赤而渴者，葛根、前胡、桔梗、甘草、牛蒡、连翘、木通之类。或饮食所伤，腹痛泄泻，小便清而不渴，属寒，五苓加神曲、山楂、砂仁之类。或吐下无汗，不可再攻，宜缓候待养，得神至自和，不可不察。元气虚弱，照依常例行之，医死而不悔者多矣。自经汗吐下者十余日不退，久病无阳，宜阳生阴长，四物加参可也。热甚加沙参，不可过用寒凉，过用则脾气绝，二也。出作二次而不齐者，已出者，宜养芽不使枯槁，用芎、归、赤芍、木通，未出者，宜表，苏、葛加前胡、桔梗、牛蒡，喉痛加元参，或血经妄行宜犀角地黄汤或升麻葛根汤加沉香、栀子、连翘之属，切莫忘阴而攻表以成阴血动，三也。麻不宜发绽，绽者凶。亦不宜隐，隐而不现，无神者毙。出未至足，便作出尽，不行消毒，纯用寒凉，使阴血凝滞而阴不发越，热传于血室，或吐或下或热郁于内，变成疳劳，或一月二月而安，或传而至死，四也。已出三四日而不没者，内有热也，四物加芩、连、栀子、木通，七八日后有热内虚而邪盛不散，当扶正以却邪，宜养阴以滋脾肺，使无克胜，黄芩、白芍、灯心、人参、沙参、天冬、麦冬、当归、山药、莲子，烦加竹叶、枣仁，看轻重加减治之，不养阴而误滋阴，五也。痰涎涌甚谵语发渴属里，宜救阴，宜白虎汤，若用消毒饮疏散正气，肺绝而亡，六也。大便闭，经血燥，宜用芎归汤加红花、麻仁，因血虚不能养肝，胃气不能上升故也。而反用柴胡泻肝血致肾绝，七也。出一二日满口细疮，全无空地，火郁宜发之，消毒散加甘草、桔梗、牛蒡、连翘，如反纯用寒凉逼毒内攻，八也。靥后口内黑点疮者，凶，恐胃烂不治，或一月半月余热不退，发渴属虚，宜生脉散兼四物汤调养气血不致干涸，但久病无阳莫依常例，治之致脾虚不食，或四五六日口舌硬疮，变成疳疾，或致胃烂，宜消毒，甘、桔加元参、沙参、炮姜，如反用白虎损伤胃气，九也。麻后痢只因脾虚不醒，宜用芎归，白痢煨生姜，赤痢香连丸，切莫大下，泻痢不愈，宜大补气血，若大下则泄尽元气，黄胀而死，十也。

发表一节，冬用麻黄、羌活、白芷并消毒饮。春夏用苏葛汤加连翘、甘草、桔梗。喉痛加牛蒡。四季前胡、贝母不可缺。升麻恐升其毒凑咽，不可轻用；若患泄泻则气下陷宜用之。呕用陈皮、贝母、姜汁、竹茹。前后咳嗽乃风寒所感，宜表中祛邪，过于清者，绝胃家生发之气，过于补者动胃火，二者皆非疹之正治，惟补阳中之阴，随证施治，莫偏于寒，莫偏于热，则元气足，易起易发，若元气衰则毒郁于表，表热而火土涸，真阴绝而不救矣。

吴氏《温疫论》

吴氏又可曰：疫邪留血分，里气壅闭，非下不能发斑，斑出则毒邪从外解矣。如下后斑渐出，更不可大下。设有下证，宜少与承气缓缓下之。若复大下则元气不振，斑毒内陷则危，宜托里举斑汤。

吴氏举斑汤

白芍药一钱　当归一钱　升麻五分　柴胡七分　白芷七分　穿山甲二钱，炙黄　生姜一片

上七味水煎温服。

如下后斑毒隐伏，反见循衣摸床，直视撮空，脉渐微者危。本方加人参三钱，得补发出者生，补不及者死。妊娠时疫设用三承气，须随施治，不可过虑，慎勿惑于参、术安胎之说，病家见用承气先自惊疑，更加左右有粗知医者，从旁嘈杂必致掣肘，遂令子母皆大不祥。若应下之证，反用补剂安胎，热毒愈炽，胎愈不安，耗气搏血，胞胎何赖？是以古人有悬钟之喻，梁腐而钟未有不落者，惟用承气逐去其邪，火毒消散，炎熇顿为清凉，气回而胎自固。当此证候，大黄反为安胎圣药，历治历当，母子俱安。若见腹疼腰痛，此将欲坠之候，服药亦无及矣，须预言之。

费氏《救偏琐言》

怀娠出疹治验

费氏建中曰：一友朱良老，其阃怀娠六月，出疹于隆冬，躁乱不宁，燔热如火。道中一友以宽气养血安胎为主，佐以甘、桔、牛蒡、蝉蜕、荆芥疏肌透发。三朝疹非不透，热终如火，烦渴不已，嗽而增喘，彻夜无眠，至五日不惟不寐，并不能就枕，不惟喘急，并不能出声，面如土色，目睛直视，手指厥冷，渴想西瓜，六脉绝无影响，其娠追下，小腹痛楚难禁，身无安放，立刻可毙，举家但顾得母无恙足矣。余殆无药，惜其未得一对病之剂，觉有不忍，为热肠所迫，以大黄五钱，石膏一两，滑石、生地各七钱，炒黑麻黄三分，佐以赤芍、丹皮、牛蒡、荆芥、地丁、木通、甘、桔，以芦笋煎汤代水，二剂后诸证稍缓。遍觅一大西瓜，陆续以济其渴，又二剂其疹又透，诸证减半，而娠不追下矣。前方减麻黄仍以二剂，面颜顿转，喘定而得伏枕，热渴亦杀大半，娠即安然，但咳嗽不止，前方去大黄、赤芍、丹皮减石膏、滑石及半，加元参、花粉、黄芩、金银花，二剂热渴俱平，胃气大开。遽垂毙重证，幸而复生，尚须调理，见安和而遂弗药。越数日后娠复不安，但不追下，饮食减半，复有余热，口内生疳，以消斑快毒汤减蝉蜕、丹皮、赤芍，加金银花、天花粉，佐以消疳散吹之，全愈。是证所用汤剂，据常格胎，前所大忌者，而得既保其母，并安其娠，见有病病受，不第无损于胎，正见所以安之之妙。疹与痘虽异，其所异者，惟气虚痘耳，若烈毒之证，原同一轨，令是证但留其母犹畏大黄等味，利畏害并存，**尚费踌躇**，竟尔子母俱全，凡志医者可不深思而潜玩也耶？

消斑快毒汤 治痘有夹疹夹斑，肤红如醉者，此汤主之。

连翘　元参　生地　牛蒡子　木通　蝉蜕　丹皮　荆芥穗黄连　甘草　地丁　赤芍

极热者加大黄、加灯心二十茎。

消疳解毒散 治痘疹后牙疳。

薄荷五分　儿茶一钱　冰片一分　人中白三钱，煅　天花粉一钱　生甘草五分　飞青黛一钱　黄连五分　西牛黄一分　珠子粉二分　雨前茶五分　硼砂一钱

研极细，以无声为度，先以浓茶拭净方吹。

上编曰述古下。

《专治麻疹初编》卷三终

专治麻疹初编　卷四

归安凌德嘉六辑编　　　　男咏永言校字
归安吴炳旸秋陶参阅　　　孙男文寿校字
胞兄凌奂晓五参阅　绍兴裘庆元吉生刊行

许氏橡村《痘疹诀》

麻疹要略

许氏宣治曰：麻之一证比痘稍轻。《金镜录》辨疑一赋及轻重不治数条，大略已可见矣。尤有未尽其变者，在时气之暄寒与儿质之厚薄耳。然痘出之境界宽，虽极险犹可从容图治；麻之境界窄，又多出于严寒之令，变生仓卒，多有不及措手者。予故复录数条，以补前贤之未备，使后学知所通变焉。

或问：痘毒出于脏，麻毒出于腑。胃，腑也，何以痘多胃热发斑之证？肺，脏也，何以麻多肺闭喘促之证？予曰：痘毒出于脏，而赴于胃，是由脏而之腑，胃主肌肉故也；麻毒出于腑而甚于肺，是由腑而之脏，肺主皮毛故也。然而痘之出五脏之毒而胃总受之，麻之出六腑之毒而肺总受之，《麻疹辨疑赋》所谓先起于阳者出于六腑也，后归于阴者肺受之也。

凡病起于阳者从阴化，起于阴者从阳化，理所必然。

麻之出必先咳嗽，不嗽而出非麻也，出而喷嚏者吉，肺气通也。

麻多出于严寒之令，冬月伏阳在内，冬至阳生，故麻出也。俗云庵麻眼痘，因乎时也。亦有春夏而出者，是由冬季传染而至于夏也，夏令之出，其疣已甚，何可更庵？但须避风耳。

盛夏之令火旺金伤，葆肺为上，轻轻一散，即宜葆肺，石膏、梨汁二味为最妙。夏月无麻黄证，其有不出者，是正气为热所伤不能升举，疏托中宜兼益气，是予得心之处也。

其有富贵之家，麻毒本甚，更加郁遏太过，火甚金伤，致生喘促者有之。经所谓壮火食气者是也，急宜泻火以保肺金，不得再行表散。

亦有贫寒之子，破屋当风，衣不蔽膝，麻毒正出，外受寒邪，急生喘促者，急宜温散，使表气宣通，麻毒得解，方保性命，否则谓之麻闭，顷成不救。

寒邪外闭，火甚伤金二证，皆见喘促，医者当知诊视。寒邪外闭者，面色青，四支冷，麻点隐隐于皮肤之内，鼻扇而声细，微有恶寒之象，宜麻黄、杏仁、苏叶、防风、胡荽等味，急进一服，暖覆片时，喘定面赤，麻渐出者生，若面色如银者，不可治也。火甚伤金者，壮热面赤，烦躁口渴，四支热，喘息粗，而脉洪大，心烦呕吐，或吐出长虫，急宜白虎加黄连，虽严寒之令勿避也。

前二证一经说明不难分辨，复有火毒本甚，外感寒邪，外虽寒而中实热，又宜表里双解，古人所以有麻黄石膏汤之用，予以其法全活甚多。又有火毒本甚，父母只知郁遏，医家只知交炽，火极似水，反生厥逆之象者有之。书所谓热深厥亦深是也，急宜白虎汤加黄连，若作寒治，殆矣。

养阴退阳，古人妙著，后世只知表散，而不知养阴，升之又升，阴阳之火齐起，有一发无制而成喘脱者，要知升麻葛根汤之用芍药，发中有收也，麻黄石膏汤、升麻石膏汤，一升一降也，小儿纯阳之体，有升无降，其可恃乎？

肺属金而主气，又为娇嫩之脏，畏火实甚。六腑之火，齐举而攻之，不喘奚俟？石膏一味为麻证之至宝，色白属金，味甘微辛，升中有降，降中有升，虽为清胃之药，实保肺之灵丹也。

刑金之火，由胃而来，石膏本清胃之药，而清肺是与之去路也。

养阴退阳，书用四物汤。予少时常习用之，多不获效。以归、芎辛温之性为不合也，因制生地、丹皮、麦冬、赤芍为麻疮四物汤，节节应手。古方不必尽泥，师其意可也。

治麻大概有三法：一升散，一降火，一养阴。善用者，升散之中即寓清凉之意，养阴之剂不离生发之极。

麻点隐隐未透，发热咳嗽，有涕泪，宜升散。两颊不透，宜升散。发热四支冷，面不赤唇不燥，宜升散。喘促、鼻扇，辨得是表邪，宜升散。泄泻日五六行，宜升散。

麻疹已出，壮热不退，宜降火。呕吐烦渴，吐出长虫，宜降火。不食宜降火。热盛烁金而喘宜降火。鼻衄宜降火。小便不利宜降火。喉痛腮肿，牙痛口疮，宜降火。牙疳臭烂宜降火。

麻疹三四日后大热不退宜养阴。紫点不收宜养阴。脉来数大宜养阴。夜热心烦断齿宜养阴。音哑不清宜养阴。目赤羞明宜养阴。身痒便燥宜养阴。

宜升散而不升散，重则顷成喘闭，轻则余毒缠绵。宜降火而不降火，则肺胃受伤，或音哑烦渴，或牙疳口疮。宜养阴而不养阴，则午后潮热，肌肤瘦削，渐成麻痨之证。

大人出麻，十中二三多有房室经产之患，大概轻轻一散，即宜养阴，麻黄、升麻、羌活等味俱当慎用。

　　书云、痘宜内实，故胎落母亡；麻宜内虚，故胎落母存。予尝治一妇出痘，孕三月，五六分担（德按：担者，一石之谓，言痘效如担之重也），腰腹痛，恶已行，时方四朝，证多实火，方用生地、丹皮、当归、白芍、黄连、黄芩、山栀、升麻、紫草、桔梗、甘草共十一味，一服热退恶止，次日喉咙痛甚，除白芍加牛蒡、连翘，日令服稀粥，间服鱼汤浸蒸饼，渐次成脓，胎固母安。痘出胎落者一生未见。孕妇出麻或三四个月或八九个月所见不一，小产大产母皆无恙，麻宜内虚信矣。

　　麻后潮热最可嫌，发在午后，天明退凉，退时脉平静，发时脉数大，唇红舌赤而无苔，咬牙揉鼻，人渐瘦，多不治。间有能食者，大剂养阴可救一二。麻后音哑者多，总由火甚伤金，宜甘、桔、牛蒡、山栀之属，虽迟半月愈无妨。麻后口疮治法同牙疳，鼻烂与痘后同治。

　　往年麻证多不损目，迩来有损目者，其来甚速，二三日翳膜遮透即不能治。缘儿本有肝热，更加郁遏，或病家不知是火，饮以芫荽酒，遂令热毒攻目，速宜清凉之剂，养阴退阳，不必再行疏散。如鸡肝、羊肝、猪肝等味，麻后所大忌者，万不可误。

麻后余义

　　麻出总要表透，表一透，里热虽甚，清之可愈。表未透，毒陷于中，门户一关。发表不可，养阴又不可，多致因循而死。

表透者非皮毛之表，要从脏腑透出，没得从容，才是表透。亦有火毒甚，外见繁红，没后犹作牙疳肺痈者，或鼻衄下利者，脏腑之热未透出也。

麻痘之毒由腑脏而出，虽已到表而根蒂在里。解字从表，化字从里，表虽解而里不化，其为后患实多。

解表之药从阳分、从气分，其效速而易见；化毒之药，从阴分、从血分，其效缓而难成。《金镜录》养阴退阳四字，治麻之要诀也。

麻后咯吐脓血腥臭，有肺痈者，有胃脘痈者，皆肺胃遗热为患，亦牙疳、口疮之类，循经而出则为牙疳，著于脏腑则为痈也。当辨其在肺在胃而施治。予用甘、桔、牛蒡、银花、稆豆、枳壳、赤芍数味，在肺加山栀子、贝母、桑皮，在胃加生地、花粉、木通之类以佐之，身无大热者可治。

问：牙疳肺痈之证可治而愈者，何也？毒已化而出也。毒化而脏腑不败者可治，脏腑腐败不能治也。

丙辰岁夏令麻证大行因时论治

痘毒出于五脏，麻毒出于六腑。腑属阳，冬至阳生，麻毒出焉。故其传染多在严寒之令，古称庵麻眼痘，因乎时也。予治麻证五十年，所见率多类此，间有延及春深至夏亦无不止，迩来夏令出麻，令岁盛暑不断，时势何其异也。时势既异，医者即当随时变通以定治法。庸工不察，执守成方，愚夫愚妇更加庵遏，火盛金伤，致成麻喘，殊可悲。为定新方数条，以救时弊，明理者当取则焉。

第一方

升麻　蝉蜕　荆芥　防风　前胡　桔梗　牛蒡子　甘草

加芫荽少许，一服。

一服麻出，去升麻加赤芍、连翘，烦加炒栀子，呕加石膏，嗽加杏仁、枳壳。夏月表气先开用表药，只宜轻不宜重，荆、防、蝉即是表药。一服出未透者，再用升麻加葛根以透之，麻黄夏月禁用，人所共知，羌活亦不得浪用，葛根亦不得再用，面部一透即宜转手。

第二方

荆芥　防风　桔梗　甘草　牛蒡子　连翘　杏仁　炒栀子

木通

此三朝方也。面部已透，即荆、防亦宜减去，平守一日，待其缓收最稳。热甚烦渴加石膏、竹叶。壮热不退加枯芩、麦冬。若泻减杏仁、木通、加赤苓。

第三方

生地　麦冬　丹皮　栀仁　连翘　桔梗　甘草

烦渴加竹叶、石膏，热甚加枯芩、知母。

此四五朝方也。养阴退阳，治麻大法，况暑月乎？生地须用二等，原枝洗去土，咀断用。麦冬捡大而白者，此二味为养阴退阳之要药。丹皮佐之以退热，甘、桔以升肺之清气，黄芩以泻肺之浊气，石膏胃家正药，色白属金西方之象，又为清肺之药，麻出火甚熏灼肺胃，石膏一物兼清二经，至当不易，在乎用者之见机耳。

有麻出四五朝，绵密，红紫不收者，热甚不退者，此发散太过，火势尽发，急宜养阴退阳。

天寒出麻，寒邪在表，热蕴于中，所见不过数证。急者为呕，为喘，为衄，缓者为口疮，为下利，甚者为牙疳，此外更无他变。夏令出麻，火毒燔灼，暑邪交炽，变证之奇多。有见所未见者。有双目红肿如桃李，流出血水，急泻肝火，命虽保而目全损者。有两颌红肿如痄腮，数日而溃，流出脓血碗许，内服清胃解毒药，外贴洪少岗膏药而愈者。有通身发泡，皮塌痛楚，用松花粉扑之而愈者。有手足曲池发肿，如痘毒之鬼肿者。有面部胸背发紫疔数十，其晕大如棋子，中黑而陷，发热不食，用凉血解毒不应，七日而死者。种种变怪，无非火毒燔灼。尤有热甚不死之证，无非热伤阴液，热伤正气。俗流不知益气养阴，只知托散，喘汗而脱者，比比皆是。此等证，病家延予至急，进参麦汤所救不少。治麻至老，不意逢此一度，若不因时制宜，重定治法，何以示后而知应变，执成方者盖审诸。

麻证中药引，惟芫荽一物为最妙，辛香之中更含生气，合之升麻、葛根、荆、防、蝉蜕能升阳透表，面部一出即宜减去，若辛散太过反能助火。

许氏《怡堂散记》

风痰（七条）

风痰一证，乳儿最多，四时皆有。大概冬春之交宜温散，荆、防、甘、桔、橘、半、生姜、杏仁、苏子之类。夏令宜清散，杏仁、牛蒡、栀子之类。秋令宜清润，枳壳、瓜蒌之类。冬令严寒有用麻黄汤而解者。肺为娇嫩之脏，总宜疏解，不得妄投丸散。

德按：徐洄溪曰嗽药中多用桔梗，桔梗升提，甘桔汤中用之以载甘草上行，治少阴之喉痛。与治嗽宜，清降之法非宜，服之往往令人气逆痰升，不得着枕。愚窃以谓小儿不知咯痰，尤当慎用。

肺虽喜润，胃中湿痰宜燥。小儿乳腻生痰，外证有鼻水、多涕泪，二陈为治痰总剂，合之前胡、桔梗、荆、防、苏子、枳壳、麦芽、杏仁之类，或加生姜、葱白，结者散之，保赤之善也。

肺喜润，润之中亦有分辨，如杏仁、苏子温而润者也，宜
于冬春。杏仁、牛蒡散而润者也，宜于夏。杏仁、瓜蒌则清而
润者矣，宜于秋燥。能知此等界限，则用药不杂。

瓜蒌一味，能发呕，易滑泄，乳儿无用瓜蒌之理。谷食之
儿，燥火伤肺，嗽久不止，乃可用之。

半夏毒轻，姜汁制而陈者性平，故可入君子汤。南星毒
烈，实非良药，制以牛胆之苦寒，病久胶结或可少投，时行感
冒无可用之理。竹沥、姜汁之润下，海石之咸能软坚，尤非风
痰可轻试者。

书云蚕与马并属午火，在卦为离，主心。又云蚕食而不
饮，性燥，得湿则腐，得风则僵，故能宣风化痰，辛温之药
也，风寒闭结者宜之，痰热结聚非所宜也。肺为贮痰之器，只
有开提一法，为解化之用。世俗之化痰丸，徒伤胃气耳。至若
王隐君之礞石滚痰丸，为治顽痰怪证而设，于小儿有何干涉。

风痰乳滞小儿轻，病不从疏解而事丸散，杀儿实多，目睹
心伤，为之苦口。

论广东蜡丸及人家制送丸散之误

药之治病，务在临时变通，非调补之有赖于丸也。以时行
之风痰壅闭，理当随时用药，自制丸散尚不可服，而何有于蜡
丸。蜡丸制于广东，不离麝、桂，挟利者货之。四方愚夫愚妇

误服而受害者，不可知凡几。医家执而从误，是诚何心？孔子云：未达不敢尝。予尝语送药之家必系以方，使服者坦然无疑。若送药无方，昧者求之，有识之士其肯服乎？

德按：《素问·异法方宜》篇言西方人生病，其治宜毒药。可见外国药水丸散半多辛烈有毒，其味酸涩，其性收引，倘中国人外感风寒暑湿，切勿以身轻试，然信奉西法者终难与之言辩也。

《怡堂散记》续编

麻证续言

麻之出不离肺胃两家，前集已言之详矣。喘闭者，肺证也，烦渴者，胃证也。冬月喘闭，知治者多麻黄、杏仁为救急之药，治之速，麻出喘定而解者有之。夏令出麻，麻黄与时不合，庸工不识，一见喘闭执而用之，故随药而死。麻多火证，火甚克金，夏令金亏，天人皆病，麻黄万不能受。冬月之喘闭，有面青唇暗者，有四支冷者，故可用麻黄。夏月肺气已亏，表气已开，断无寒证，亦有四支冷者，是阳气亏不能四达，只可荆、防、甘、桔从轻用药，亏甚者加人参，火甚喘者升麻石膏汤救之，喘渐定者可治。

胃热烦渴者必多汗，纯是里热，即荆、防、葛根不可轻使，升麻石膏汤是对证之药，合之甘、桔则肺胃二家之热解矣。

喘闭证在一二朝见，汗渴证在五六朝见。肺不容邪，其变也速，胃能容受，其变也迟。

麻痘是先天之病，热从内生，必伤阴液，毒解之后，热久不退，总以养阴为主。胃气不败，缓缓收功，肌瘦不食者，不可为矣。

肺主皮毛，麻虽出于六腑，必从皮毛而解，故不离乎肺。解之不透，久咳潮热，累成麻疳者有之。此疳字非疳积之疳，潮热肌瘦有似乎疳，宜润肺，辛燥药用不得。

胃为受毒之壑，遗热甚多，莫急于牙疳。牙疳是失清之证，须大剂清里。便闭者下之，使热毒内泄，与痘后同治。予前集有勒马饮，甚者加大黄，急清之。稍迟，不但齿落腮穿，有唇鼻蚀烂者，涂药不过帮扶而已。

麻证表一透无变证，表未透而生变。在严寒盛暑之月，不过一个时辰便走，未透表之麻证须要早回。

（附）足阳明胃脉，循鼻外，上入齿中，挟口环唇，循颊车，上耳前，主上牙根；手阳明大肠脉，上颈贯颊，入下齿中，挟口交人中，主下牙根。牙疳阳明经病，煎剂宜经药为响导，予制勒马饮。

生地黄五钱　石膏三钱　绵茵陈　鲜竹叶　江枳壳　人中黄

各六分　黄连　犀角各五分　升麻三分　金汁五匙

此方重用清胃之药，加升麻、竹叶、茵陈引入阳明之经，人中黄、金汁大解胃中热毒。清而不能达经与不能解毒，均非法之善也。

凡见牙疳，一日龈黑，二日齿动，三日齿落，其来最速，故谓之走马。

牙疳在门牙者唇肿，在坐牙者腮肿。洗去臭秽，吹以敷药，肿消而牙不落者易愈。若牙落而肿不消者，不可治也。

又有误服辛燥药而成者，治法稍松。但与清解之剂，如竹叶石膏汤加甘草、稆黑豆、山栀、木通之类。

牙疳单见无兼证者可治。若身发大热，饮食不思者不可治也。

陈氏《幼幼集成》（万氏痘麻）

麻疹骨髓赋

麻虽胎毒，多带时行，气候寒暄，非令男女，传染而成。其发也，与痘相似，其变也，比痘匪轻。愚夫愚妇每视为泛常，若死若生总归于天命。不知毒起于胃，热流于心，始终之变，肾则无证，脏腑之伤，肺则尤甚。闭户问涂，何若出门寻径；扬汤止沸，不如去火抽薪。

初时发热，俨以伤目出泪而不止，鼻流涕而不干，咳嗽太急，烦躁难安。以火照之，隐隐皮肤之下；以手抹之，亭亭肌肉之间。其形如疥，其色若丹，随出随没，乍隐乍现。根窠若肿兮，麻而兼瘾，皮肤加赤兮，麻以夹斑。似锦而明兮，十有九吉，如煤而黯兮，百无一痊。

麻毒最重，治法不同。微汗常润，热势越而不容；清便自调，毒气行而无壅。腠理怫郁兮，即当发散，肠胃秘结兮，急与疏通。苟忽大而若细，恐变吉而为凶。故衄血不必忧，邪从衄解；利血不必止，毒以利松。所喜者身上清凉，可畏者咽中肿痛。渴饮不休，法在生津养液；常餐若减，调宜清胃和中。

又如出之太迟，发表为贵，出之过甚，解毒堪宜。毋伐天和，常观岁气。寒威凛凛，毒气郁而不行；火势炎炎，热邪乘之作庥。设施温补，勿助其邪，若用寒凉，休犯其胃。制其亢但得其平，诛其暴无伤其正。远寒远热，阴阳之胜负不齐；责实责虚，人禀之强弱或异。

麻疹既出，将息尤难，坐卧欲暖，饮食宜淡。风寒若袭兮，为肿为热，咸酸不禁兮，为嗽为喘。异气纵因外感，变象仍究内端。喉肿音哑，毒疠深陷，气促鼻扇，风寒闭关。便多脓血兮，仓廪有热，咳多涎沫兮，华盖有痰。胸闷烦冤，麻未出透，身凉气爽，终保无虞。苟不详于临证，何以望其来苏。

陈氏飞霞删润万氏原本

麻疹证治

痘麻皆胎毒所为，毒者，火也。痘为少阳相火，阳道常饶，故痘大而掀肿。麻乃少阴君火，阴道常乏，故麻小而碎密。心火旺则肺受之，故治麻当以肺为主，凡咳嗽者，火炎于肺也，鼻流清涕者，以火铄金而液自流也。目中泪出，乃肺热移于肝也。凡手掐眉目鼻面者，肺热证也。

春温夏热秋燥冬寒，此四时之主气也，冬应寒而反温，阳先暴泄，火令早行，人感其气，至于来春，必生疮疹。未出痘麻者，必感而发，虽曰胎毒，未有不由天行戾气，故一时传染，大小相似。但见麻疹之出，宜服天代宣化丸以预解之，可使毒彻不为已甚也。

重订天代宣化丸（即韩飞霞五瘟丹有香附、紫苏、大黄煎汤为圆，辰砂、雄黄为衣，外贴金箔）

预解时行疫疠、传染相似，并治痘疹毒邪毒火。

生甘草（甲己属土之年为君）　黄芩（乙庚属金之年为君）　黄柏（丙辛属水之年为君）　山栀（丁壬属木之年为君）　黄连（戊癸属火之年为君）　连翘佐　山豆根佐　牛蒡子佐

前五味视年岁之所属者以为君，其余四味以为臣。为君者分两倍之，为臣者减半之。为佐者如臣又减半。于冬至日修合为末，取腊雪水煮升麻汤，打糊为丸，龙眼核大，用飞辰砂为衣，每服一丸，竹叶煎汤下。

麻初发热与伤寒相似，但麻疹则面颊赤，咳嗽，喷嚏，鼻流清涕，目中泪出，呵欠喜睡，或吐泻，或手揾眉目鼻面，宜升麻葛根汤。不可作伤寒，妄用汗下也。汗之则增其热，为衄血，为咳血，为口疮、咽痛，为目赤痛，为烦躁，为大小便不通。下之则虚其里，为滑泄，为滞下。经曰：必先岁气，毋伐天和，此之谓也。

麻喜清凉，痘喜温暖，此法人皆知之。然麻疹初发，亦宜和暖则易出，所以发苗之初，只要发出得尽，则毒便解矣。若痘，必苗而秀，秀而实，毒斯解也。然成实之时，若太温热，则反溃烂不收，是痘后亦宜清凉也。故治痘麻无过热，无过寒，温凉得宜，阴阳自和，是为得之。

麻疹只怕不能得出，若出得尽，毒便解矣。凡麻疹发热之时，当审时令寒暄，以药发之，如时令大寒，以桂枝葛根汤发之，大热，以升麻葛根汤合人参白虎汤发之，不寒不热，荆防败毒散发之，如兼疫疠时行，以人参败毒散发之，外以胡荽酒，用苎麻蘸酒遍身戛之，务令亟出。若发而不出，反加腹中胀痛、气上喘促、昏闷谵妄者，死证也。

桂枝葛根汤 治严寒时令麻毒难出，以此发之。

柳阳桂　粉干葛　赤芍药　绿升麻　北防风　炙甘草

生姜三片，淡豆豉一钱为引，水煎服。

升麻葛根合人参白虎汤 治炎天暑月，毒为热隔，以此凉

解之。

绿升麻　粉干葛　白芍药　炙甘草　净知母　熟石膏　上

拣参

白米一撮，水煎服。

荆防败毒散 治天时不寒不热，以此平解之。

上拣参　北柴胡　正川芎　苦桔梗　荆芥穗　白云苓　陈

枳壳　信前胡　川羌活　川独活　北防风　炙甘草

薄荷五片为引，水煎热服。

人参败毒散 时逢疫疠流行，适值麻疹以此凉解之。

官拣参　川羌活　川独活　信前胡　北柴胡　川芎胡　白

云苓　陈枳壳　芽桔梗　炙甘草

生姜三片，水煎服。

胡荽酒 治麻疹不出，以此发之。

胡荽四两，切碎，先以好酒二杯，壶内煎滚，方入胡荽在

内，盖定勿煎，勿令泄气，以苎麻蘸酒遍身戛之，使麻易出，

真神法也。

发热六七日以后，明是麻证却不见出，此皮肤坚厚，腠理

142

闭塞，又或为风寒袭之，会有吐泻乃伏也，急用发表之剂，麻黄汤去杏仁加蝉蜕、升麻，外以胡荽酒散麻刮之。如一向未更衣者，毒甚于里，伏而不出，凉膈散加牛蒡子发而解之。再不出者，死证也。

麻黄汤 治麻疹六七日应出不出，或风寒闭塞。

净麻黄　熟石膏　净蝉蜕　绿升麻　炙甘草

葱白三寸为引，水煎服。

凉膈散 治麻毒深重，里气不通而应出不出。

锦大黄　白芒硝　净连翘　黑栀仁　南薄荷　淡竹叶　甘草梢

水煎去渣，加生蜜三匙和服。

麻疹初发热时未见出现，咳嗽百十声不已，上气喘急，面浮目胞肿，时卧时起，此火毒内蒸，肺叶焦举，宜甘桔汤加石膏、知母、牛蒡子主之。

甘桔汤加石膏、知母、牛蒡子 治麻疹胃火炎肺金，咳嗽面浮，应出不出。

生甘草　芽桔梗　熟石膏　净知母　牛蒡子

生薄荷叶五片为引，水煎服。

麻疹发热自汗或鼻血出，不须止之，亦发散之义，故汗者毒从汗散，衄者毒从衄解。但不可太过，如汗太多，人参白虎汤合黄连解毒汤清之，衄太甚，元参地黄汤凉之。

人参白虎合黄连解毒汤 治麻疹自汗太过，恐防卫弱，以此止之。

官拣参 净知母 熟石膏 生甘草 正雅连 川黄柏 片黄芩 黑栀仁

白米一撮为引，水煎热服。

元参地黄汤 治麻疹衄血太过，恐防伤阴。

润元参 怀生地 粉丹皮 黑栀仁 绿升麻 杭白芍 生蒲黄 生甘草

白茅根一握，去心梗为引，水煎热服。

麻疹发热吐泻，纯是热证，不可作寒论。及火邪内迫，毒在上焦则吐，毒在下焦则泻，毒在中焦则吐泻并作。单泻黄芩汤，吐而兼泻黄芩加半夏汤，自利、里急后重，黄连解毒汤合天水散。

黄芩汤 治麻疹发热自利。

枯黄芩 白芍药 炙甘草

大红枣一枚为引，水煎热服。

黄芩加半夏汤 治麻疹发热，自利呕吐。

即前黄芩汤加半夏、生姜。

黄连解毒合天水散 治麻疹自利，里急后重。

正雅连 川黄柏 枯黄芩 黑栀仁 飞滑石 炙甘草

净水浓煎，空心滚热服。

麻痘咽痛本为常候，乃火毒熏蒸而痛也。切勿与喉痹同论，妄用针刺。盖喉痹之证，内作痈肿，故宜以针决去恶血。麻痘只是咽干作痛，宜甘桔汤或鼠黏子汤细细咽之自愈。

甘桔汤　治麻疹咽喉疼痛，饮食艰难。

生甘草君　芽桔梗臣　牛蒡子使

灯心十茎为引，水煎服。

鼠黏子汤　治证同前，稍重者用此。

鼠黏子即牛蒡子，炒　绿升麻　鲜射干　生甘草

灯心为引，水煎热服。

德按：麻疹咽痛出自肺胃，非少阴少阳喉痹证也。禁用凉遏，吹药尤忌冰片、牛黄。即使烂喉，滴水不能下咽，不得已可用《三因方》玉宵无忧散，《端效方》四神散以治之。

玉屑无忧散　治缠喉风，咽喉肿痛，语声不出，咽物有碍，或风涎壅滞，口舌生疮，大人酒癥，小儿奶癖，或误吞骨屑，哽塞不下或子舌胀，重舌，木舌，肿胀闭塞，水浆不下。

净硼沙一两五钱，煅过　寒水石五钱　净盆硝三钱　飞青黛三钱　苏薄荷叶五钱　蒲黄末五钱　川黄连二钱　贯众末生晒，二钱　元参二钱　白云苓二钱　滑石二钱，飞　荆芥穗二钱　山豆根二钱　带壳缩砂仁二钱　生甘草二钱

上十五味为细末，每服半钱，干掺舌上，以清水咽下此药，除三尸，祛八邪，辟瘟疫，疗烦渴。

元人施圆《端效方》。

四神散 （大名王国祥传）

川大黄　寒水石　牛蒡子炒，各一两　净芒硝五钱

上四味为细末，治热病肿毒，一切危恶疫疬。若肿甚，新汲水调涂。咽喉肿塞，水药不下，用生蜜为丸，时时含化咽津妙。

德按：若治烂喉丹痧可加硼砂、飞青黛各五钱尤效。

麻疹渴喜饮水，纯是火邪，肺焦胃干，心火内亢故也。初发热作渴，升麻葛根汤加天花粉、麦门冬。渴甚人参白虎汤合黄连解毒汤。

三方俱见前。

痘疹贵三四次出谓出匀，麻疹贵一齐涌出谓出尽。麻疹只要发出得透便轻减，以火照之，遍身如涂朱之状，此将出之兆。出形细密与痘疹密者相似，但麻疹粒粒成疮，非若斑之皮红成片，如蚊咬之迹也。

痘麻之色不可同论，太抵痘怕太红，皮嫩易破，必生瘙痒。麻喜通红，麻发于心，红者火之正色。若麻色淡白，心血不足，宜养血化斑汤主之。色太红艳，或微紫，或出太甚，并宜大青汤。黑者死证也。

养血化斑汤　治麻疹色淡白，心血不足。

官拣参　当归身　怀生地　鲜红花　净蝉蜕

生姜、大枣引，水煎服。

大青汤 治麻疹色太红，或微紫，或出太甚。

鲜大青　润元参　怀山药　熟石膏　净知母　川木通　地骨皮　荆芥穗　生甘草

淡竹叶十二片为引，水煎热服。

麻疹出没常以六时为准，假如子后出午时即收，午后出子时即收，乃阳生阴成，阴生阳成，造化自然之数。凡此旋收者轻。若一出连绵三四日不收，乃阳毒太甚，大青汤解之。逡巡不出，乃风寒外束，皮肤闭密，宜荆防败毒散。

二方见前。

麻疹欲出则遍身发热，或烦躁，或头眩，或身拘急，及既出则身即清凉，诸病悉解，此一层麻疹随收矣。如麻既出，热甚不减，此毒壅遏，宜大青汤以解其表；小便涩，大连翘汤以解其里；大便秘，凉膈散加牛蒡子。

大青汤（方见前）。

大连翘汤 治麻疹既出，热盛不减，小便短涩。

净连翘　北防风　瞿麦穗　荆芥尾　淮木通　车前子　当归尾　北柴胡　净蝉蜕　赤芍药　枯黄芩　飞滑石　黑栀仁　紫草茸

灯心十茎为引，水煎热服。

凉膈散（方见前）

加牛蒡子。

凡麻疹只要出得尽，则毒邪解散，正气和平。如怫郁发热，烦闷不宁，如蛇在灰，如蚓在尘之状，或呕吐，或泄泻，此毒邪壅遏尚未出尽，烦热，黄连解毒汤。呕泻，柴胡橘皮汤二者并外用胡荽酒，以苎麻蘸酒戛之（方法见前）。待麻出尽，则烦热自除，呕泻自止矣。

黄连解毒汤　治麻疹出后，仍发热烦躁，麻出未尽也。

川雅连　川黄柏　枯黄芩　黑栀仁

净水煎滚，热服。

柴胡橘皮汤　治麻疹热邪未尽，麻未出完而兼呕吐泄泻。

官拣参　软柴胡　法半夏　枯黄芩　白云苓　广陈皮

鲜竹茹一团，生姜一片为引，水煎服。

麻疹欲出未出之时，即当早为发散，以解其毒，庶无余患。若不预解使之尽出，以致毒蓄于中，麻后必为壮热，日久枯瘁，或成搐搦，或为痢疾，或咳血喘促，或作疳癀而死。此虽一时疫疠之染，未有不由人事之未尽。

麻疹收后身有微热，此虚热也，不须施治，待气血和畅，自然清凉。若热太甚，或日久不减，以柴胡麦冬汤清之。如发枯毛竖，肉消骨立，渐渐羸瘦，柴胡四物汤主之。

柴胡麦冬汤　治麻疹收后大热不退，毒未出尽也。

官拣参　软柴胡　北沙参　拣麦冬　润元参　草龙胆　炙甘草

灯心一束为引，水煎热服。

柴胡四物汤　治麻疹收后，发热不退，毛悴色夭。

官拣参　北柴胡　枯黄芩　当归身　正川芎　怀生地　杭白芍　地骨皮　拣麦冬　净知母　淡竹叶

霜桑叶五片为引，水煎服。

麻后热不除，忽作搐搦，不可误为惊风，而用风药。宜导赤散加人参麦冬煎汤送安神丸（德按：用万氏牛黄清心丸较稳）。

小便清者，可治。短少者，不可治。

导赤散　治麻后热不除而作搐。

怀生地　淮木通　麦门冬　生甘草

淡竹叶十片为引，水煎送安神丸。

安神丸　治麻后余热未除，神昏谵妄。

真吐黄五分　真雅连酒炒，三钱　当归身二钱五分　镜辰砂水飞，二钱　黑山栀二钱五分

上为细末，取雄猪心血研和为丸，如绿豆大，朱砂为衣，每服五丸，灯心汤下。

凡麻后牙龈黑烂，肉腐血出，臭息冲人曰走马疳，马鸣散主之。若面颊浮肿，环口青黧，颊漏齿脱，唇崩鼻坏者，死

证也。

马鸣散 治麻后牙龈溃烂，臭气冲人。

马鸣蜕二钱半　人中白即蚕眠蜕皮也，火煅过存性，即尿甏垢刮，取火煅如盐，五钱　五倍子二钱　白明矾二钱

将矾打成块，装入五倍子内，火煅，以矾枯为度。

共为极细末，以米泔水漱口，然后敷药

麻后泄痢，日久不已，曰休息痢，不可妄用涩剂以图霸功。宜黄芩汤合六一散，煎送香连丸。若呕吐不能食，谓之禁口，更加肠滑不止，或下鲜血，或如烟尘水者，死证也。

黄芩汤合天水散 治麻后患痢日久不愈，仍宜清解，禁口痢可加广陈皮、石莲肉。

枯黄芩　杭白芍　飞滑石　粉甘草生炙并用

大枣为引，水煎熟去滓，送香连丸。

香连丸 治下利赤白，里急后重。

真雅连一两，以吴茱萸五钱同炒，去茱萸不用　南木香五钱，锉细末

共为细末，醋打神曲糊丸，如芥子大，每服一钱。

麻疹收后微咳，此肺气未平，不须调治。若咳转甚，喘气上逆，发则连不已，此肺中伏火，宜人参清膈散主之。若身热，门冬清肺汤主之。若咳久不止，面浮目胞肿，胸高而喘息则耸肩，血自口鼻中出，面色或青，或赤，鼻扇昏闷，摇头摆手者，死证也。

人参清膈散　治麻后咳嗽日久，连绵不已。

官拣参　北柴胡　当归身　杭白芍　净知母　鲜桑叶　漂白术　白云苓　炙黄芪　地骨皮　枯黄芩　飞滑石　熟石膏　生甘草

生姜一片为引，水煎服。

门冬清肺汤　治麻后咳喘不已，身热烦冤。

天门冬　麦门冬　净知母　鲜桑叶　怀生地　枯黄芩　地骨皮　信前胡　北沙参　炙甘草

上十味水煎服。

麻后通禁鸡鱼、炙煿、盐醋之类，须过七七之后方可食之，惟宜食淡，不可纵口以贻后患也。

曾见痘麻收后，动止出入饮食如常，忽然心胸绞痛而死者。究是元气怯弱，疫疠之毒乘之，正不能胜，邪伏于中，外若无病，内已亏损，故一中即死，谓之中恶。良由病后失调，自召其祸。

凡小儿初生未满月者，遍身红点，俗呼奶麻疹是也。此胎中受热，故生下即发现于皮肤，不可作时行麻毒论治，妄用汤剂。盖脏腑娇嫩不能胜药石也，但宜溯源解毒汤与奶母服之。

溯源解毒汤　治乳子出胎后，遍身奶麻疹。

正川芎　大当归　杭白芍　怀生地　上拣参　北沙参　陈广皮　生甘草　净连翘　金银花　正川连　怀木通

水煎，乳母服之，不可令儿服。

夏氏《幼科铁镜》

麻　证

　　夏氏禹铸曰：痘出于脏，麻出于腑，麻乃大肠主之，毒气蒸肺，故发咳嗽，先辈书未尝齿及。麻证盖以其轻，而忽之也，却不知表证虽轻，毒侵肺腑，亦多与鬼为邻。予经历甚众，费手居多，因不惜笔力详著于篇，以杜婴儿麻证之患流行。麻证其候烧热，必发咳嗽，声必稍哑，面皮微有肿样，两腮颜色微红，此吉兆也。如出发不快，及不透发，或红点见面，偶挟风邪而隐，或医人不知，误用寒凉，隐而不见，复内作痛。治之神，莫神于天保采薇汤，圣，莫圣于天保采薇汤，只须一服即得发出，或有不尽发透者，再加一服，从未有不效者，真神剂也。如肺脏先虚，又加大肠毒气攻肺，面皮像浇薄的式样，惨白浮浮，光光溜溜，便是肺气已绝，必死之兆，药之无济。

天保采薇汤

　　羌活　前胡　柴胡　赤芍　川芎　苍术　升麻　葛根　独活　厚朴　枳壳　桔梗　陈皮　半夏　白茯苓　广藿香　生甘草

烦热加黄芩。

朱氏《痘疹定论》

麻　疹

朱氏玉堂曰：凡疹初未见标之时，先必身热，头疼咳嗽，或作吐作泻，或鼻塞，鼻流清涕，喷嚏，眼胞肿，腮赤，烦躁不宁，细看两耳根下，颈项连耳之间，以及背脊之下至腰间，必有三五红点，此乃疹之报标。若无红点之证佐，当以别证论，此屡试屡验者也。如果有红点与前证相同，宜用宣毒发表汤加芫荽作引，以托之出外，不必拘泥。吐泻疹出，而吐泻自止。盖热蒸胃则吐，热冲大肠则泻，此乃疹之常候，不必忧其吐泻之不止也。昔人云疹出六腑，或因有此证而云然也。凡出疹见标之后，形似麻粒，大粒而尖，稀疏磊落，再后成片，红色滋润者顺，若神清气爽者更顺。若初出一时涌出，不分颗粒，深紫色者险，黑色者逆，不可视为泛常，不可用药失序，不可过用攻表，不可骤用寒凉，调治之法避风忌荤，兼忌秽恶，惟在用药，宣发其毒，以尽出之于外。虽红肿之甚，状如漆疮，亦不足虑，以其出之于外，即可免夫内攻。此证若调治得法，用药合宜，百不失一，若调治失宜，则杀人易如反掌，可不慎哉！

初发热时必当发表，见标之后发表而兼清凉，通身上下，通红总成一片，手足之末，上下相同，无有空处，此为出透，可用清凉解毒之剂，不必兼用发表之药，一解即愈。

又有一种疹，初出眼胞肿白，夹赤色，声哑，唇肿掀翻，鼻干，鼻扇气喘，口燥烦渴，腰疼腹胀，人事昏沉，口鼻出血，烦乱狂叫，二便出血，此系毒气郁遏于内，名曰闭证，最为难治，用宣毒发表汤内加酒炒黄芩七分，麻黄五分，若能托疹标出外，渐次出现或可望生，若不出现则无救矣。但凡疹证，鼻出血者毒重，口出血者毒尤重，二便出血者毒更重，且危矣。初起手足心如火热者毒重，初起脚冷如冰者毒更重。

若初见疹标，尚未出透，失于清解，误用芩热之剂以致毒蕴于胃，口鼻出气腥臭，必生牙疳，宜用化毒清表汤加石膏二钱；若已出透，速收速散，身热不退，余毒流注大肠，里急后重，红白相兼，已成痢证，宜用清热导滞汤。

若其人素禀虚弱，当出疹之际过于发散，出透之后过用寒凉，解毒以致虚弱之极，骨瘦神疲，面无红色，且不能多食，食多即吐，急用香砂六君子汤去半夏加麦冬以补之。种种坏证不可不慎。

上海强氏按云：若非脾胃虚弱，少食吐食，而但本原虚损，朝凉暮热，咳嗽痰多，将成骨立者，俗名痧劳，恐补脾碍肺，香砂惟恐不宜。

疹之出也，出三日而始尽。每日出二次，子时出者巳时散，午时出者亥时散，经三日而出，六次出透，稠密无缝，方为吉兆，昔人有云痘喜稀疏，疹宜稠密，虽如漆疮，通红一片，亦不足为虑。

若甫弥月及至半岁一岁之间，时值天气炎热，或出奶疹、痧疹、风瘾等疹，不在正疹之列，亦不由于胎毒而致，可以毋须用药（德按：可用葱白三寸泡汤服之），其疹自散，此类内因变蒸，外感风热而出，乃皮肤小恙，常见出一次，又出一次，及有连出不已者，无关利害，倘要用药，微用疏风清热之剂，一服即愈。凡出疹发热三日见标者为顺，迟至五六日不见标者为逆，神气清爽者为顺，昏沉者为逆。病家知禁忌者逆可以变顺，不知禁忌者顺亦变逆，当于出疹之家明言之，防于未然，一体告戒。

出疹家有四大忌

一忌荤腥煎炒

疹初出时以至出净之日，俱忌食荤腥，即素菜亦忌煎炒，恐荤腥煎炒能助胃火。昔人云：荤痘素疹。诚哉是言也。

二忌恣食生冷米粥

疹初出时以至出透之日，未免口渴烦躁，想饮冷水，不妨少与饮些，以解其烦渴，然不可多饮，若土产荸荠、甜秋梨、甘蔗汁及柿饼有霜者亦不妨间与食之，虽生吃无妨，切不可与米饮粥汤及糕饼、糖饴、面食、枝圆、蜜饯之类，食之恐助毒火。倘觉饥饿则用开水煮饭，滞小半钟，调匀稀薄，温服少食，淡食为宜。

三忌风寒

当出疹之时必须谨避风寒，若不避忌，风寒外束，疹即收回，要其再出甚为难矣，慎之慎之。

四忌房帏厌秽

人家生儿产女，当出疹之时，各宜小心加意，谨慎洁净内外，勿使秽污恶浊气息触犯出疹之人，一或犯之，多致不救。

医疹家有三大忌

一忌骤用寒凉

当疹初出之时，虽有身热烦躁，口渴等证，即以宣毒发表汤少加酒炒黄芩三五分以清之，切不可遽投黄连、黄柏、栀子等大寒之药，恐冰其毒而内伏，疹不得外出矣，后虽设法宣表而疹终不得出，可不畏哉。

二忌误用辛热

疹初出时或有呕吐之证（德按：王太仆曰内格呕逆，食不得入，是有火也。病呕而吐，食入反出，是无火也），医家必用苍术、二陈、平胃、丁香、砂仁暖胃，或手足稍冷，必用桂枝、肉桂温其手足，殊不知作呕吐者、火热蒸于胃也，今反以辛温之味攻之，是抱薪而救火也。至于手足稍作冷者，热极似寒之象，俟疹出透而手足自然温和。医不明此，反以桂枝可达四支之末，肉桂可以温经回阳，误之又误，陷人性命，可不惧哉！

三忌遽用补涩

疹初出时多有泻而不止者，其毒火亦因泻而减，此殊无妨。倘或泄泻过甚，则用加味四苓散一服立愈，切不可用参、术、诃、蔻补涩之剂以图速止。医家不思肺与大肠为表里，风邪热毒伤肺犯胃，火性急速下行，乃曰吾于清解药中兼用些参、术、诃、蔻，分两又少何碍于事，一服不见立效，且曰分两轻之故耳，于是多加分两再服，而疹忽变证矣，重则腹胀喘满而不可救，轻则变为休息痢，缠绵不已，终归天命。可不慎哉！

若麻疹出净之后，泻黄红色，乃内有伏热，仍宜加味四苓散服之可也，且不可专用补涩。记之慎之。

加味四苓散

猪苓七分　赤苓七分　泽泻八分　木通七分　黄芩五分, 酒炒黄连二分, 酒炒　牛蒡子五分, 炒香研细　车前子七分, 炒

灯心五十寸同煎服。

初发热，欲出未出时，宜用**宣毒发表汤**（今以半岁男女

为式，看其年之小大，随证加减）。

升麻三分　干葛八分　防风五分　桔梗五分　薄荷三分　前胡六分　连翘六分，去心　枳壳六分，麸炒　荆芥穗五分　牛蒡子六分，炒研　木通六分　生甘草三分，去皮　淡竹叶一钱

同煎服。

天气大热加酒炒黄芩五分，天气严寒加炒麻黄二分或三分。

麻疹已出而红肿太甚，宜用**化毒清表汤**。

前胡六分　干葛七分　知母七分　连翘七分，去心　元参一钱桔梗六分　黄连三分，酒炒　黄芩五分，酒炒　薄荷三分　栀子五分，炒黑　木通六分　防风三分，不用亦可　牛蒡子七分，炒研　天花粉八分　地骨皮八分　生甘草三分

淡竹叶一钱，灯心五十寸为引，同煎服。

若口渴加麦门冬，去心，一钱，石膏一钱五分，大便秘涩可加酒炒大黄七分。

疹已出透，身热未全退，毒气流注而成痢者，宜用清热导滞汤。

黄连五分，酒炒　黄芩七分，酒炒　白芍七分，酒炒　枳壳五分，麸炒　青皮五分　山楂一钱，去核炒　槟榔五分　厚朴五分，姜汁炒当归五分　陈皮五分　生甘草三分　连翘八分，去心　牛蒡子八分，炒研　（德按：倪涵初治痢方有木香二分，无连翘、牛蒡子）

淡竹叶一钱，灯心五十寸为引，同煎服。

若红多加红花三分，酒炒，地榆五分，桃仁，去皮尖，炒，五分，秘涩甚者，里急后重之极，加酒炒大黄八分。

以上三方聂氏手定，但其中变化相时看证，或加减一二味药，又或斟酌分两，或稍加减一二分，投之即得应效。

内廷订方总以十三味为式，只可少，决不可多，如满十三味则将淡竹叶、煅石膏入于药引之内更觉妥当。予每看疹，看其证候，相其时日，闻气听声，观形察色，然后参之以脉，始用宣毒发表汤表之，继以化毒清表汤清之，总遵此二方加减，逐日变化。若麻疹未透则前、葛、荆、防为必用之药，既透则前、葛、荆、防为可去之剂。气喘除升麻不用，便秘蒸大黄必需。疹色干焦，生地、归尾要用；若还紫黑，红花、紫草宜加。咳嗽气急，清肺饮除肺热；口疮口臭，败毒散清胃利咽。成方在此，活法由人。麻疹已出透齐，用生犀角磨汁和服，大能解毒。

凡疹后咳嗽气粗宜清肺饮。

桑白皮五分，炙　地骨皮五分　麦门冬一钱，去心　柴胡六分　元参八分　桔梗七分　陈皮三分　黄芩七分，酒炒　石膏一钱，煅　天花粉八分　生地黄一钱　木通七分　生甘草三分

灯心淡、竹叶为引煎，再磨羚羊角汁和服。

如肺热亟去陈皮加丹皮五分，连翘（去心）六分，牛蒡

子（炒研）六分。

凡疹后口臭、口疮、唇烂，兼之咽喉疼痛，宜败毒散。

生地黄一钱五分　丹皮七分　柴胡七分　桔梗八分　薄荷五分
连翘八分，去心　牛蒡子八分，炒研　黄柏五分，蜜水炒　天花粉八分
黄芩七分，酒炒　元参八分　赤芍药五分　金银花八分　生甘草三
分，去皮

煅石膏一钱，淡竹叶一钱，灯心五十寸为引同煎，再用生
犀角磨汁和服。以上清肺饮败毒散二方，予每调出疹，因时设
法，想理度情用之，辄有效验，敢以鄙见续于聂氏之后。

张氏《侣山堂类辨》

疹　论（古名疹，今名瘄）

张氏隐庵曰：痘乃先天之毒，疹属后天之邪。先天之止有
水火，后天始备五行。产下发声吮乳肇自后天，是以发声之
时，口中有毒即咽下而归于阳明。故瘄之毒气发于阳明，上达
于肺，出于皮毛，肺主气而外合皮毛。是以痘毒走于血分，而
气以化之为顺。瘄毒走于气分，而血以和之为顺。若走于血分
而见云头紫赤斑者，逆也。瘄乃气分之毒更速于痘，若停留于
胃则烂牙龈，阻滞在肺则为鼻扇喘急，发表疏里，清热解毒，
事在良医之临证妙用者也。夫气为阳，血为阴，痘乃精血中

毒，故应四时之生长收藏，以合地支之数。瘖乃气分之毒，是
以一日三烹，三而三之，以应阳九之终。痘发于阴，故宜头面
稀疏，不喜独见阳位。瘖发于阳，故喜大烹头面，不宜惟在心
胸。此人之阴阳血气应天地自然之道也。

治瘖主方

葛根　荆芥　防风　杏仁　牛蒡子　甘草　桔梗　陈橘皮

上方用泉水煎服。再随四时之气而加减用之。如寒闭者宜
麻黄，热闭者宜石膏，食闭者宜枳、朴、山楂，热甚者加黄
芩、黄连，毒甚者加白花地丁、西河柳，渴者加知母，喘者倍
杏仁。盖痘疹有血气之分，而用药亦宜分别。肺主气而心主
血，故清痘之热毒宜以连为君，而芩为佐；清瘖之热毒，以芩
为君而连佐之。又如金银花花开黄白，藤名忍冬，能启阴气而
解痘瘖之热毒，盖黄走血，而白走气也。若夫白花地丁又专于
瘖证者也。此用药之大关目，学者引伸触类，微妙无穷。

阎氏《胎产心法》

妊娠麻疹论

阎氏诚斋曰：妊娠出疹当以四物加减，而加条芩、艾叶以
安胎清热为主，则胎不动而麻疹自出矣。然热毒蒸胎，胎多受
伤，但胎虽伤而母实无恙也。盖疹与痘不同。痘宜内实，以痘

当从外解，故胎落，毒气乘虚而内攻，其母亡；疹宜内虚，以疹当从内解，故胎落，热毒随胎而下，其母存。虽然与其胎去而母存，孰若子母两全之为愈也。且古之徒知清热以安胎，不思疹未出而即以清热为事，则疹难出而内热愈深。是欲保胎反足以伤胎也。宜轻扬表托则疹出而热自清，继以滋阴清解则于疹于胎两不相碍，不安胎而胎自安矣。如疹出不快宜白虎汤合用升麻葛根汤倍加元参、牛蒡子治之，胎气上冲急用苎根、艾叶煎汤磨槟榔服之，再以四物汤进之，如又腹疼腰酸，即知胎有必堕之机，如胎堕即以产法论治矣。

升麻葛根汤 此解表发散之方也，表热壮盛，邪实于表，经曰：轻可去实，故用升麻葛根以疏表。所以然者：升麻能解疫毒，升阳于至阴之下，以助发生之气；葛根能解热毒，兼疏营卫，以导起发之机。二味之外又加甘草佐之，以和在表之气，芍药佐之以和在里之营。去其实邪，和其营卫，风寒自解，麻疹自出。

凡妇人方产之后或半月左右适逢出痘疹者，此无胎系累，惟气血尚虚，治宜大补营卫为主。若出多者，则加连翘、牛蒡之类，余即照常一例而治，不必多疑，反生他误。

强氏《痘疹宝筏》

麻疹论

云间秦氏曰：麻疹乃时行不正，气候喧热，非其时而有其气，传染而成者也。称之为胎毒误矣。《内经》曰：少阴所至为疡疹。夫少阴所至者乃君火有余，热令大行，戊子、戊午之岁也。在人则心火主之，心火太过则制己所胜而烧烁肺金，肺主皮毛，故色红如锦，见于皮肤之间，实心火侮而乘之之色也。经又曰：疹属于脾。故《金镜录》谓毒盛于脾，热留于心。乃知心与脾肺俱受邪而发者。其欲出之时腮红眼赤，壮热憎寒，身体疼痛，呕吐泄泻，咳嗽烦渴，是其候也，其脉阳浮而数，阴实而大，宜服开豁腠理汤，升麻、葛根、荆芥、防风、前胡、羌活、紫苏、牛蒡、蝉蜕、桔梗、枳壳、甘草、陈皮等，使之易出。如头面愈多鲜明匀净，精神爽健，气息和平，此吉兆也。若紫黑干燥晦暗模糊，或未出透，身热烦闷，声哑喘急，隐隐难出，出而复隐，此危急之兆也，速将前方加炒麻黄、石膏、柽柳之类以发之。如不出透，或喘更甚，此为不治之证也。若大便坚燥，不可轻用下药，或用猪胆、蜜煎法导之，则自来矣。其或微泻者不必治之，正假此以发泄热毒也，若疹后泻痢不止，此又热毒下陷之故，当以五苓散去桂加芩、连、芍药木通之类，毒解热退则泻痢自止，不可用燥湿温补之剂。古人云可汗不可下，可表不可补是也。其痧后壮热气促不止者，此余毒留连未尽也，须用泻热清金之剂，以竹叶石膏汤加芩、连、元参、桔梗、枳壳、牛蒡、花粉、蝉蜕之类。痧后咳嗽不止者二陈加瓜蒌、桔梗、元参、黄芩、象贝治之，渴则花粉、知母，喘则葶苈、苏子、桑白皮、杏仁可也。若痧出过三日后而不没不化者，此内有实热也，加清利之药则自解矣，乃治麻疹之大概也。凡初出之时，大忌米谷、生冷、荤腥、面食、风寒、暑湿、秽浊之气，苟有不慎，最为深患，间有犯之而获愈者，此因内禀之气实，外感之邪轻耳，不可执此以望侥幸也。

上海强氏健按：麻疹、水痘皆时行传染，多肺家之候，必兼咳嗽喘息，须发得透、化得清始无后患。大法以风热暑湿为治，药贵轻清，不事辛温香燥，忌用发散风药，盖风药胜反动其火耳。

云间秦氏曰：夫痘已出而有稠密细小如麻子者，此夹疹也。《心鉴》云：痘毒之发，被风闭塞腠理，热毒激动腑毒，故与痘并出，此亦无妨于痘也，盖疹出六腑，痘出五脏，脏属于阴，乃为积受之地，其毒深，腑属于阳，而为传道之所，其毒浅。故痘之始终每于二旬为限，而疹之消散一醉而已，可不从其急而先治之乎？经曰：急者先治，治宜先散其疹，而后治其痘。疹不散则痘不起。若疹散，痘起绽凸，匀调红润，其势吉。若疹散而痘稠密平塌，灰白紫滞者其势亦险也。故曰痘夹疹者吉凶相半也。又有出痘之时，或冒风寒，不能自汗发而为疹，亦与外感发疹者同，先散其疹而后痘得起也。

上海强氏健按：疹有赤白二种，赤者属风热，白者属暑湿，无论四时，皆因外感而发，麻出夹疹亦从时气所感，发热之初必先见呕恶，咳嗽喷嚏，而皮肤隐隐如麻，根散而有头粒者为疹。须先托透清解以化之，则痘易起，不比斑之甚也。若壮热，昏沉，色赤而即发烦闷者，痘色虽善，时气毒深，亦有凶候，未可信为夹疹之痘多吉也。前辈拘泥于痘属脏疹属腑，又云疹系先天之阳毒，又云斑属三焦无根之火，疹属心火诸说，皆似是而实非也，又谓为脾胃游火，是与外感时气更相悖矣。究其实在皆外邪所中，传入于胃，热郁成斑，客于肺则结而为疹，俱在经之证，而诸说尽属穿凿之言明矣。《内经》曰：风为阳邪，其伤在表，皮毛者肺之合也，皮毛先受邪气，邪气以从合也，故发疹必兼咳嚏等证。皮毛属表之表，故疹出没无时，喜温暖而恶寒冷，故覆盖宜谨也。因其生长于轻清之地，可一汗而化之，非脏腑之病而拖时日者比，只须升麻葛根汤加牛蒡、杏仁、蝉蜕、木通、甘草、桔梗、前胡、石膏、桎柳托化兼施，疹必退而痘自起。诸家证论，各采其精者集之，独论疹一段未当，然不可缺，此但取秦氏所谓发痘时感冒一句斯为大旨，更加详辨以破疑团，使后人不堕迷津而当于用也，然又不可忍煞风寒在表，擅投羌、防、荆芥、枳壳、赤芍等药，发散破气，劫夺损血，反致风从火炽，疹不化而痘难起，无浆中变，往往因之误事。

云间秦氏曰：夫斑者形似蚤斑，有点无头，又有形似云头，色赤成片而肤上浮起无头粒者，乃谓之丹，总乃血之形也。因谓火毒壅遏，煎熬阴血，血热相搏，与痘相夹而发，急用凉血解毒，轻而小者加以凉解可化。至如紫青黑者乃毒气壅结之甚，面肿唇裂十无一生。予曾间治而获效者，因诸色之斑虽现，而痘自起发，且能安睡进食，多服紫草、犀角、石膏及一切凉血解毒等方，此亦侥幸中之万一，不宜一概施治，反取谤于人也。

上海强氏健按：斑之由来多因侵染时气，邪毒壅于阳明，热搏其血，乘发痘之际，必兼呕吐夹出也，非痘家应有之物，夫痘为先天正气之毒，斑乃后天时气之邪，感之轻者，斑红点小而少，感之重者，斑赤紫或蓝黑，点大而多。轻者升麻葛根汤加石膏、豆豉、蝉蜕以托之，兼连翘花粉以化之。重而紫赤者更加犀角、黄连、大青、紫草，若蓝黑则毒盛胃烂，即倍用清凉亦无及矣，如止有两三点而痘色润，神气清尚可治疗。前辈未详时气之由，特表而出之。盖痘之善恶，虽具于先天，然因时气触之而发，故曰时痘。所谓时气者，一时之气递相传染也，一岁之中分四时，四时之内分六节，而六节之气相更变，则有善有恶，乃从寒暑晦明所致。人在气交之中，感其善气则痘虽重而无夹带，感其恶气则痘虽轻而杂斑疹。若痘本恶而又值恶令，则斑毒异色不但现于肢体，且先见于唇舌，邪盛正急，不终朝而死矣，此时气之传变每以逐节更张。健常经历灼见，最应沿村比户，一时遇此恶气，无可措手，须从避之之法庶可免祸。世人未知其故，尽委于先天蕴毒而失察乎。时痘之义，将二字分究之，各有吉凶之秘存焉。至于夹丹，乃本儿平素胎毒或血热风湿相搏，趁此兼发，是游行之火聚于皮毛，而无青黑之色，与斑较为轻也，前方中加桎柳、芦根、茅根、浮萍、冬梨汁俱可化之，痘自起发矣。敢以告诸来者。

上编曰征今上。

德按：经曰一阴一阳结，谓之喉痹。一阴心主之脉，一阳三焦之脉，皆循喉咙，气热内结故为喉痹。究属肾水不足，君火相火为病耳。设或素本阴亏、劳倦体质，外感风邪，恶寒咽痛，脉不浮大洪数，身无烦热、咳嗽，口不渴，大便结，法当养阴清热。倘若春夏潮热，适值天时疫疠，误认痧疹隐伏，疑似烂喉丹痧，辄用麻黄、豆豉、升、柴、羌、葛、荆、防、大力之类升提发表，火趁风威，焰烈莫遏，劫夺津液而变证蜂起

矣，所以《医门法律》申明风温不可发汗，湿温不可发汗之
条，大凡风热相搏发为风温，热湿交合发为湿温，六淫化火莫
疾乎风，治之复发其汗，如此死者，医杀之也。

光绪庚寅闰二月朔日辛丑

一介道人谨识

《专治麻疹初编》卷四终

专治麻疹初编　卷五

归安凌德嘉六辑编　　　　男咏永言校字
归安吴炳旸秋陶参阅　　　　孙男文寿校字
胞兄凌奂晓五参阅　绍兴裘庆元吉生刊行

汪氏《医林纂要·麻疹部》

汪氏双池《医林探源》曰：麻疹乃六腑之留毒，发自足阳明胃，胃为六腑之海也。汤氏云：小儿斑疮动于天行时气，热不能解，蕴积于胃，胃主肌肉，故毒气熏发于肌肉，状如蚊子所啮。此证与斑不同，斑如锦纹，有空缺处，如云头之状；麻则通身无空缺，但以疏密轻重分耳。愚按：麻虽触于时行，究竟本是胎毒，但痘发于脏而归于阳，麻发于腑而归于阴耳。其热自脾胃而浮于心，自心而烁于肺，故每伤肺为甚。其初发热，亦似痘及伤寒证、眼包困倦、鼻流清涕、咳嗽减食、烦闷不安、呕吐清水、泻泄黄赤、喘渴气急、目赤腮红，则是麻候。凡热三日而见疹，发透三日而渐没，以九日为恒，有或热或退，五六日而后见，斜视之隐隐肌肤间，手磨之磊磊皮肉外，色淡红滋润，头面匀净而多，发透三日，以渐而没，此轻证也。若随热即出，或头面皆无，或红紧暗燥，或咽喉肿痛不能食，移热大肠变而成痢；或为风寒所遏，疹没太速，皆重证也。若黑暗干枯一出即没，鼻扇口张、两目无神、鼻青粪黑、气喘而心窝吸动、麻后牙疳臭烂，皆死证也。大抵麻疹发于阳，阳则热盛而阴受伤，故治宜先发表行气以散其热，而后为之滋阴补血。凡动气燥悍之药皆所忌也。

叶氏《幼科要略》

看三关法

滑氏云：小儿三岁已内，看男左女右手虎口三节，曰三关。纹色紫热，红伤寒，青惊风，白疳病，黄色淡红乃平常小恙。其筋纹宜藏，不宜暴露。若见黑色，则为危险。再脉纹见下截风关为轻，中截气关为重，上截命关为尤重耳，直透三关为大危。

痧 疹

（吴音痧子徽州麻子）（浙江瘄子）（北音疹丹）

叶天士曰：痧属阳腑经邪，初起必从表治，证见头痛、喘急咳嗽、气粗呕恶。一日二日即发者轻，三五日者重。阳病七日外，隐伏不透，邪反内攻，喘不止，必腹痛胀秘闷，危矣。治法宜苦辛清热，凉膈去硝、黄。

方书谓足阳明胃疹，如云布密，或大颗如痘，但无根盘。方书谓手太阳肺疹，但有点粒，无片片者，用辛散解肌。冬月无汗，壮热喘急，用麻、杏，如华盖散、三拗汤。夏月无汗，用辛凉解肌，葛根、前胡、薄荷、防风、香薷、牛蒡、枳壳、桔梗、木通之属。

古人以表邪口渴，即加葛根，以其升阳明胃津。热甚烦渴，用石膏辛寒解肌，无汗忌用。

凡疮疹，辛凉为宜。连翘辛凉，翘出众草，能升能清，最利幼科，能解小儿六经诸热。

春令发痧从风温，夏季从暑风，暑必兼湿，秋令从热烁燥气，冬月从风寒。

疹宜通泄，泄泻为顺，下痢五色者亦无妨。惟二便不利者，最多凶证，治法大忌止泻。

痧本六气客邪，风寒暑湿必从火化。痧既外发，世人皆云邪透。孰谓出没之际，升必有降，胜必有复。常有痧外发，身热不除，致咽哑龈腐、喘急腹胀、下利不食、烦躁昏沉，竟以告毙者，皆属里证不清致变。须分三焦受邪孰多，或兼别病累痊，须细体认。

上焦药用辛凉，中焦药用苦辛寒，下焦药用咸寒。（徐洄溪曰：当用清涤内邪之法）

上焦药：气味宜轻，以肺主气，皮毛属肺之合。外邪宜辛胜，里甚宜苦胜。若不烦渴，病日多，邪郁不清，可淡渗以泄气分。

中焦药：痧火在中，为阳明燥化，多气多血，用药气味苦寒为宜。若日多，胃津消烁，苦则助燥劫津，甘寒宜用。

下焦药：咸苦为主，若热毒下注成利，不必咸以软坚，但取苦味坚阴燥湿。

古人以痧为经腑之病，忌温燥涩补，所谓痘喜温暖，疹喜清凉也。然常有气弱体虚，表散寒凉非法，淹淹酿成损怯，但阴伤为多，救阴必扶持胃汁，气衰者亦有之，急当益气。稚年阳体，纯刚之药忌用。幼科方书歌括曰：赤疹遇清凉而消，白疹得温暖而解。此温字，即后人酒酿、桎木、粗草纸、木棉纱之属。虽不可不知，然近年用者多无益。

痧疳，湿盛热蒸，口舌咽喉疳蚀。若不速治，有穿腮破颊、咽闭喘促告毙矣。治之宜早，外治另有专方（德按：痧疹内陷忌用冰片、犀、黄）。若汤药方法，必轻淡能解上病，或清散亦可。

痧痢，乃热毒内陷，与伤寒协热，邪尽则痢止同法。忌升提，忌补涩。轻则分利宣通，重则苦寒解毒。

附　案

光绪己丑年正月初，风木主客同气，余门人陈生锡周，时年十三岁，曾出正痧，瘥后戒口百日，始食油荤，又于五月芒种节前，忽觉咽物梗痛、头眩干呕、身体发热如火、咳嗽、烦闷、脉浮滑濡数、舌胎缝中厚白苔，此乃痧后遗邪。用甘草、桔梗、葛根、荆芥、牛蒡子、蝉退、连翘、象贝母、枳壳、木通、竹叶、朱灯心、西河柳煎汤冲服玉雪救苦丹两圆，复出痧疹遍身透布，将次回齐。无端阴囊之筋吊而垂胀，溺管涩痛，小溲滴淋，即以柴胡四物汤清肝渗湿，用柴胡、抚芎、条芩、竹叶、朱灯心各五分，鲜生地、归身、赤芍药、连翘、象贝母、夏枯草、天花粉、蒲公英各一钱，甘草、桔梗、木通各四分，一剂，三服而病痛告痊。（嘉六谨记）又治谭姓六岁，疠邪。云温邪时疠，触自口鼻，秽逆游行三焦，而为麻疹，目赤鼻煤、吐蛔泻蛔、津津汗出而喘渴欲饮。当与辛苦寒，刘河间法世俗不知，金曰发痧，但以荆、防、蝉壳升提，火得风扬，焰烈莫遏，津劫至变矣。凉膈去硝、黄，加石膏、牛蒡、赤芍。

李氏《烂喉痧论》

吴医汇讲

烂喉痧一证，古书不载，起于近时，而并易传染。治之者，每谓太阴阳明二经风热之毒。而至烂之由，亦不可不详察也，譬之于物，以盛火逼之，只见干燥而不知湿热郁蒸，所以致烂耳。此证凡风热者，治宜清透；湿热者，治宜清渗；痰火凝结者，治宜消降。盖邪达则痧透，痧透则烂自止矣。若过用寒凉，热必内陷，其害可胜言哉。夫证有可治，有不可治。口中作臭者，谓之回阳。其色或淡黄或，深黄者，此系痰火所致，皆可治之证。他如烂至小舌者，鼻塞者，合眼朦眬者，并有元气日虚，毒气深伏，色白如粉皮样者，皆不可治之证也。总之，因天地不正之气，感而受之，故体有虚实之不同，即证有轻重之各异耳。其余痧证、喉证，古人言之详矣，既不复赘。

祖氏鸿范《烂喉丹痧治宜论》

夫丹痧一证，方书未有详言，余究心是证之所来，不外乎风寒温热时厉之气而已。故解表清热，各有所宜。治之得当，愈不移时，治失其宜，祸生反掌，无非宜散、宜清之两途也。其证初起，凛凛恶寒、身热不甚，并有壮热而仍兼憎寒者，斯时虽咽痛烦渴，先须解表透达为宜；即或宜兼清散，总以散字为重，所谓"火郁发之"也。苟漫用寒凉，则外益闭而内火益焰，咽痛益剧，溃腐日甚矣。不明是理者，反云如此凉药，尚且火势勃然，不察未散之误，犹谓寒之未尽，于是愈凉愈遏，以致内陷而毙者有之。或有云：是证专宜表散者，余谓所见亦偏。前所云：寒热之时，散为先务，俾汗畅而丹痧透发。已无恶寒等证，至此则外闭之风寒已解，内蕴之邪火方张，寒凉泄热，是所宜投，热一尽而病自愈矣。若仍执辛散之方，则火得风而愈炽，肿势反增，腐亦滋蔓，必致滴水下咽，痛如刀割。间有议用清凉者，乃以郁遏诽之，炎热燎原，杀人最暴，此偏于散而谤匪清者之为害也。彼言散之宜，此言散之祸，彼言寒之祸，此言寒之宜，要惟于先后次第之间，随机应变，斯各中其窾耳。再此证愈后，每有四肢酸痛，难以伸屈之状，盖由火烁阴伤，络失所养，宜进滋阴，非同痹证，此又管窥之所及，敢以质之高明。

屠氏疏村《论白㾦》

白㾦一证，考古方书无专条论及，间有在斑疹门中发明一二，究未能尽其底蕴。今温热证中，每多发出如粞如粟，色白形尖者，谓之白㾦。有初病即见者，有见而即愈者，有见而危殆者，有病经日久，斑疹已见，补泻已施之后，仍然发此而愈者。泛称时气所致，殊不知致病之由既异，治疗之法不同，不可不与斑疹详辨而审处之也。盖伤寒传经，热病汗出不彻，邪热转属阳明，多气多血之经，或由经入腑，受热蒸灼，营伤血热不散，而里实表虚，热气乘虚出于肤腠，故稀如纹迹，稠如绵纹者为斑，紫黑为胃烂而不治也。时行风热之气，侵入肺虚血热之体，失于清透，伤及手太阴血分，乘虚出于皮肤，如沙如粟而色红琐碎者为麻。或岁当火运，复感时厉之毒，即咽痛而成丹痧及烂喉痧之类，为最剧者也。至于白㾦一证，则温热暑邪病中，必兼湿为多。盖伏气之发，本从内出，然必因外感，及人身素蕴之湿，与外触之邪，互相蒸发，上甚为热。初病治法，设不用清透渗解，则肺为热伤，气从中馁，不能振邪外解，热渐陷于营分，转投清营滋化，热势稍缓，而肺气亦得藉以自复，所留之湿仍从上焦气分寻隙而出，于是发为白㾦。以肺主气，故多发于颐项、肩、背、胸膺之间。白为肺之色，光润为湿之余气，至此而邪始尽泄也。其有几经补泻之后，病仍不解，忽然发此而愈者，以其人之气液内复，邪自外透，故不治亦愈也。（德按：予尝每遇虚羸体质气液告竭之证，亟需滋养而碍难遽投补剂者，即以生地、门冬之类，用砂甑蒸取其露与服之，颇获见效，此之谓以气液之品而补气液之不足也）

若其根本已虚，无气蒸达，多有延为衰脱者。故此证以元气未漓，色润晶莹，有神者为吉；枯白乏泽，空壳稀散者，为气竭而凶。总以形色之枯润，卜其气液之竭与否也。大抵此证，在春末、夏初、暑湿之令为甚，秋冬则间有之，要不出乎手经受病，仍从手经发泄，不比足经之邪，可从下解也。夫肺为主气之藏，气旺则邪从外解，上泄而病愈，气衰则邪正并竭，虽发必朽白无神而难治。观《内经》暑与湿同推，仲圣痉湿喝合论，益知暑热温邪证中多夹湿邪，更无疑矣。一隙微明，以俟高贤正之。

德按：有另时疫白喉咙一证，其发有时，其传染甚速，其证最危最险。此病热证多，寒证少。有以色白为寒者，不知此证初发于肺，肺属金其色白，为五脏六腑之华盖处至高之位，毒气自下熏蒸而上肺，病日深，故其本色日著。宜解散风毒引热下行，勿令蓄积于肺。若因色白疑为寒证，投以细辛附桂是谓抱薪救火愈炽愈烈，即有知为毒火，执意不可轻用升提开散之品，辄以凉膈硝黄下之。不思此证已传至上焦气分，本与中下焦无涉，既系上焦气分受伤，再以硝黄攻伐太过，使中下焦又损，元气更虚，气阴并伤，病必变凶。此乃瘟疫之变证，杀人最速，时医辨证未明，投以平淡之剂，不求有功但求免过，是谓优容养奸，因循误事。迨延至五六日，毒气重矣，元气伤矣，善治者不得不以猛剂救之，然病已垂危，成则无以计功，一日不起，病家不咎优容之过，反怨猛剂非宜，此非误于后而实误于前也。然又有虚劳白喉呛证，证由阴虚火燥痛极而水米难下，渐至腐烂、形容枯槁、面目憔悴，必需补剂，使元气充复，而喉痛自愈。尤拙吾先生曰：急喉痹，其声齁鼾者，痰在喉响，有如拽锯，甚者音哑，此为肺绝之候。速宜人参膏救之，用竹沥姜汁放开频频服之，如无参膏，独参汤亦得。早则十全七八，次则十全三四，迟则十不全一也。设或以若是阴虚白喉误认为时行喉证，差之毫厘失之千里。更有一种白喉，无恶寒发热表证，脉浮沉不一，细而微者，喉内起白粉皮随落随长，的是阴虚寒证，非用附桂八味煎汤冷服不愈，即误投消风败毒之药亦无大损。设若以如斯寒证误认为时疫热证，终成溃败，为害匪轻。近有一种杨梅结毒喉疳，蒂丁腐烂，声音改变，饮食难进，原因欲速求痊，早用点药，或以熏药收遏疮毒深入骨髓，致贻后患，若患此者又当以霉疮方法治之。凡此以上等证皆非因痧而致白喉之证，如果喉痛因痧而起，但当宣毒发表，透达痧疹外出，则喉痛自除。大忌冰片珠黄，即如玉钥匙亦在禁用之例。

陆氏《世补斋医书》

丹痧斑疹辨

陆氏九芝曰：丹痧斑疹四者，丹与痧类，斑与疹类，痧轻而丹重，疹轻而斑重。丹与斑皆出，与肤平而成片，痧与疹皆高出于肤而成点。痧自痧，丹自丹也，浑言之则通曰痧。亦疹自疹，斑自斑也，浑言之则通曰疹。而痧之原出于肺，因先有痧邪而始发表热，治痧者当治肺，以升达为主，而稍佐以清凉。疹之原出于胃，因表热不解，已成里热，而蕴为疹邪，治疹者当治胃，以清凉为主，而稍佐以升达。痧于当主表散时，不可早用寒泻。疹于当主苦泄时，不可更从辛散。大旨升达主升麻、葛根、柴之属，清凉主芩、栀、桑、丹之属。惟宗仲景葛根芩连一法，出入增减，则于此际之细微层折，皆能曲中而无差忒。此治痧疹之要道也。自来治此证者，主辛散则禁寒泄，主寒泄则禁辛散，故两失之，至不仅为痧与疹，而为丹为斑，则皆里热之甚，惟大剂寒药乃克胜任，非第痧疹之比矣。有是四者脘必闷，四者之齐与不齐，以脘闷之解与未解为辨。有是四者热必壮，四者之解与不解，以汗出之透与未透为辨。故当正治痧疹时，必兼行升清两法，表里交治，务使痧疹与汗并达。惟痧疹当发出之际，病人每闷极不可耐，稍一辗转反侧，其点即隐，病邪反从内陷，此正不必有外来之风也。即袖端被角间略有疏忽，其汗便缩，一缩之后，旋即周身皆干，此时厥有二毙：一则汗方出时，毛孔尽开，新风易入；一则汗已大出，不可再汗，非特痧疹之隐。且津液既泄，热必益炽，后此变端，皆从此起。病家只道未愈，医者亦但说变病，孰知皆汗不如法之故耶。凡病之宜从汗解者，无不皆然，而兼痧疹者尤甚。故特于此发之。

附不谢方

痧疹二证，升散清凉宜合用之，不可偏废，甚者须用石膏，切忌犀角。

升麻、葛根、柴胡、黄芩、赤芍、元参、连翘、银花、牛蒡子、山栀子、生甘草、桔梗，或加僵蚕、蝉蜕、西河柳。

附　案

岁己丑夏四月，小满节湿土客气，山妻潘氏，年四十七，忽患头疼，身热、咳嗽、恶风，仍然操作，不避风寒，乃致咽痛如割，音嗄，咯血，耳后项颈两旁焮肿，手臂胸膺遍现白疹，形同沙粒；筋骨酸软，便秘饱闷，口苦不渴，脉濡滞而涩急。用西河柳三钱，煎甘、桔、牛蒡子、竹叶，芦根汤冲服玉雪救苦丹一颗，顷刻白疹变为红色，周身透达，颈肿渐平。惟咽茶扦格，再服玉雪丹一圆，诸恙若失，不觉其全愈如斯之速也。当山妻患出白疹，喉中早已腐烂，缘向来颊车不利，牙关闭紧不能开齿，饮食惟觉喉喱痛如刀割，咳出臭恶脓血，令人掩鼻不得，张口可看烂喉，亦不吹药，可见喉痛是痧疹之常。但当透发痧疹，大忌错认喉风，禁用吹药凉遏，切嘱戒口避风。痧疹出齐则喉痛自愈，如此凶恶重证，生死易如反掌，可不惧哉。犹忆同治甲戌，尤君剑泉弟妇曾患时疫喉痧，咽喉肿

闭，白腐壅塞，项颈拥肿如瓠，滴水不能下咽，汤药入口，仍由
鼻孔喷出。予与同乡张君听泉误认喉痹，医不如法，日见沉重，
特请上海耆医黄翁菊泉来诊，乃问曰：曾服凉药乎？已经吹药乎？
证势危险矣，然幸未喘促，尚可挽救，大凡喉痧多因冬不藏阳，
伏气内发，风寒外闭致成烂喉，岂可再用凉遏，所以大忌吹药，
若用冰片、犀、黄愈吹愈坏，愈烂愈深。但当宣毒发表、透达痧
疹外出，自然诸恙解化，剑泉弟妇服凉药而遏抑加剧，投表剂而
宣透告痊。予于是憬然大悟，谚所谓熟读汤头歌，不如得临证多。
而今而后时时勉夫。爰书于此以志从前之过。

光绪辛卯二月花朝赤霆子凌德时年六十又一

顾氏《丹痧经验阐解》

总　论

顾氏玉峰曰：近年喉痧一证，日甚一日，且多殒命者，其
故何也。只缘舍本求末，重于咽喉，忽于痧子，早进寒凉，遏
伏疠邪之故耳。盖天有六气，俱能生杀成物，凡疾风暴雨、酷
暑严寒，四时不正之气即为疠气，人若感之，便能为害。迩年
天道南行，冬不藏阳，每多温暖，及至春令，反有暴寒折伏，
皆为非时不正之疠气，感触者蕴酿成病，所以其证发必一方，
长幼男女相似，互为传染，与疠疫同。禀气旺者，虽感重邪，

其发亦轻；禀质弱者，即感微邪，其发亦重。夫人肺主一身之气，肺主皮毛，脾主肌肉，肺开窍于喉鼻，鼻气通于天气，受邪之时，从口鼻而入于肺脾，发必由肺脾而出于肌表。当疠毒发作之时，热淫之气浮越于肺之经隧，所以必现咽喉肿痛、鼻塞喷嚏、咳嗽、胸闷呕恶、浑身酸痛等形，此非疠邪痧子为本，咽喉咳嗽等形为末乎？今医不究其受病之因，乃执《内经》诸痛属火，红肿为热，急进寒凉，甚至用犀、羚、石膏、金汁、黄连等味，稍兼辛凉表散，以为双解之法。体质强旺者，幸藉元气充足，或以敌邪致愈；禀之单弱者，即变音哑喉腐，气促腹泻、齿鼻流血、舌缩唇焦、肤干无汗、发厥口噤种种险候。医家见之，犹曰病重药轻，更以寒凉倍进，必致痧毒内陷，燔灼愈腾，喉闭痰升，命归泉路。要知头面红肿焮赤，正痧毒外达之势，当此之时，亟进表散开达之剂，寒凉清腻等药，一味不可兼杂。使其痧从汗透，则其毒自然不留，其毒既泄，咽喉岂有不愈。所以先贤诸败毒散中，皆用表散，亦同此意命名也。余非业医者，因从前子母惨遭其害，爰是潜心医学，研究岁运司天。数年以来，稍悟一斑。凡有亲友患此者，商治于余，皆以表散开达为主，直待痧回肿退，鼻有清涕，遍身作痒蜕皮，方进凉血清解之味，靡不应手速效。近见苏杭此证盛行，殒命者不少，予仰体上苍好生之德，敢将一得管见，布告四方，并非立异忌能，炫玉求售，惟冀医林高士、药业仁人，鉴余微忱，勿加讪詈，则患者辛甚，余亦幸甚。

论证治

　　凡形寒壮热，咽喉肿痛，头痛咳嗽，胸闷，鼻塞呕恶，两目汪汪，手足指冷，脉来濡数，或现浮数，此即厉邪痧证，需进后方荆芥葛根汤两三剂，俟其畅汗，痧点透至足心，舌有杨梅刺，方进辛凉清解之味。总之痧慎于始，若有一毫胸臆未清，便是痧疹未透，不可早进寒凉，遏伏以致不治。

　　凡痧疹欲出未出之时，宜早为发散，以解其毒，则无余患。若不预解使之尽出，或早投寒凉遏伏，多致毒蓄于中，或为壮热，日久枯悴，或成惊痫，或为泻痢，或为咽喉腐烂，咳血喘促，或作浮肿疳蚀而死。此虽一时戾气之染，然未始不由于人事之未尽也。

　　凡痧疹逡巡不出者，乃风寒外束，皮肤闭密也，宜荆防葛根汤主之，外用芫荽酒，苎麻蘸酒揩之。（恐露体冒风可不必用）

　　凡形寒发热，面若妆朱，痧疹不出肌肤，即现上吐下泻，腹痛如绞，甚至发厥口噤，目闭神昏，此乃内夹湿滞痧秽，外感戾毒，暴寒折伏，表里为病，阴阳不通，最属危候。每至朝发夕死，不能过两三日者？若投寒凉清解，有如操刃急进，藿香正气散加煨葛根、牛蒡子、蝉衣、焦神曲等味，一两剂，得畅汗，吐泻厥止痛停，痧得焮赤，扶过三日，庶无妨碍。但此证吐泻之后，津液大伤，必然发渴思冷，切勿与吞冷水，所有甘蔗、水梨一切寒凉之物，切忌切忌。

凡热邪壅于肺，逆传心胞络，痧疹不得出，或已出而复没者，乃风寒所遏而然，若不早治，毒必内攻，以致喘急音哑而死。急用升麻葛根汤加荆芥、牛蒡子、蝉衣、桔梗、樱桃核、浮萍草、枇杷叶等煎服，外用芫荽酒，苎麻蘸酒揩之，使痧疹复出而喘定，方可无虞。倘体质单弱不能透达，需用透邪煎或柴归饮发之，如进此二汤仍不燉赤者，急进托里举斑汤。

凡痧疹只怕不能出，若出得畅尽，其毒便解。故治痧疹者，贵慎于始，发热之时，当察时令寒暄，酌而治之。倘时令严寒，即桂枝葛根汤或麻黄汤俱可用，勿拘辛温而迟疑，二汤内俱加入牛蒡子、蝉衣、桔梗发之。如时令炎热，以升麻葛根汤加牛蒡子、蝉衣、辰砂、益元散发之。如果热势充炽，稍加生石膏三四钱亦可。倘时令平和，以荆防葛根汤加浮萍草发之。务使发得透畅，莫使其有丝毫逗留，致生变幻，缠绵不已。

痧疹后勿可任性贪凉，适意喜冷，切忌大荤海鲜、油腥甜腻、酸辣生硬、咸涩食物，以杜后患，慎戒百日，切嘱切嘱。

经验方

荆防葛根汤

煨葛根一钱半或一钱　牛蒡子炒研，三钱　炒荆芥一钱半　炒防风一钱半　桔梗一钱　枳壳一钱，面炒　甘草四分　光杏仁三钱，便溏

者勿研　象贝母_{去心研，三钱}

加浮萍三钱，荆芥、防风不炒亦可。

升麻葛根汤（痧点隐隐不透者用之）

升麻_{五分}　葛根_{钱半}　赤芍_{钱半}　生甘草_{四分}　荆芥_{钱半}　牛蒡子_{三钱}　蝉衣_{一钱}　桔梗_{一钱}

加樱桃核三钱，浮萍草二钱。

藿香正气散

藿香　紫苏　制茅术　制川朴　茯苓　陈皮　甘草　桔梗　半夏曲　加葛根　牛蒡子　蝉衣　焦神曲

茅术、川朴，舌胎白腻湿重者可用。

原方有大腹皮、白芷，当酌用之。

透邪煎

归身　赤芍　荆芥　防风　升麻　干葛根　炙甘草

加牛蒡子、蝉衣。

柴归饮（即前方内）

加柴胡。

托里举斑汤

归身_{五分，泻者勿用}　赤芍_{一钱，酒炒}　升麻_{五分，见点后勿用}　柴胡_{五分}

加浮萍草三钱。

原方有炙甲片一钱、白芷七分，当酌用之。

185

干葛、牛蒡子、蝉衣、荆芥、象贝母随证可加。

德按：惟冬令平寒必须麻黄，轻者三分，重则六七分，（炙焦润之）若竹叶、石膏、桑叶、杏仁、西河柳、枇杷叶、芦根、白茅根随时加用可也。

上编曰徵今（下）

徵今编书后

《内经》言：火郁发之。王安道先生解曰：发者汗之也，升举之也。升举发汗，即发散之义也。仲圣太阳篇曰：脉浮者，病在表，可发汗。脉浮而数者，可发汗。阳明篇曰：脉浮无汗而喘者，发汗则愈。又曰：咽喉干燥者，不可发汗。咽中闭塞，不可发汗。然在近时烂喉痧证竟有以发汗而生，以不发汗而死者。如光绪丁丑三年，吴下邗上大疫时行，患喉痧者，老幼传染。医用寒凉死亡相继，曾服麻、杏、荆、防发汗宣透者转危为安。若投黑膏、犀角、地黄，顷刻告毙。可见天行疫疠当推岁气论治，未可拘一定成法。薛一瓢先生曰：凡大疫之年，多有难识之证。医者绝无把握，方药杂投，夭枉不少。要得其总诀，当就三年中司天在泉，推气候之相乖者在何处，再合本年之司天在泉，求之以此用药，虽不中不远矣。《内经》云：必先岁气，母伐天和。此之谓欤。余辑是编不无挂一漏万，明哲高贤匡予未逮，惠我名言，自当续付枣梨，同垂不朽，后学凌德拜识。

日本多纪栎窗先生著有《麻疹心得》《麻疹辑要方》《麻疹纂类》各一卷，求之多年未得一见，深以为憾，兹特附载卷端，以俟他日访录续编。辛卯夏日蛰庵谨又识。

《专治麻痧初编》卷五终

专治麻疹初编　卷六

归安凌德嘉六辑编　　　　男咏永言校字
归安吴炳旸秋陶参阅　　　　孙男文寿校字
胞兄凌奂晓五参阅　　绍兴裘庆元吉生刊行

谢氏《蕙庭良方集腋合璧》

玉雪救苦丹

水安息　廉珠粉　真血珀　鹅管钏乳以上四味各三钱　真西黄　梅片脑　当门子以上三味各三分　苏合油二两　制川朴　寒水石　川黄连水炒,以上三味各一两　白螺蛳壳土墙上自死枯白色者,一钱软柴胡　淡豆豉　赤茯苓　飞辰砂片　制茅术　前胡　广藿香大黄豆卷　防风　生白术　荆芥穗　白茯苓皮　秦艽　粗桂枝生大黄　石膏另研　天花粉　江枳壳　江枳实　麻黄去节　生甘草　苦桔梗　牛蒡子　土贝母去心　赤芍药　光杏仁　小青皮车前子　连翘壳　六神曲　建神曲　制半夏曲　陈广皮　木通

广木香　尖槟榔以上三十六味净末各八钱　大腹绒一两六钱另煎汤用。

上方四十九味，除香料细药八味及大腹绒外，其粗药用阴阳水浸拌一宿，明日晒干，共研为极细末，后入细药，再同研和匀，乃将麝香、西牛黄、苏合油、水安息，外加六神曲肆两，大腹绒汤打浆，共捣和加入炼白蜜一斤，糊丸，每丸湿重一钱五分，晒干重一钱，再入石灰坛内矿燥，然后用蜡丸封固。择吉日顶礼大悲陀罗尼心法忏一永日，务须供药虔诚敬礼。

此丹照引服之，真有起死回生之功，虽垂危莫救，命在呼吸之间者，亦能立时奏效，屡试屡验，百不失一，诚千金难得之良方也，虚劳孕妇忌服。

德按：原方内有大麦仁，疑是大杏仁，因思麻、杏、甘、膏为风温发汗逐邪之主剂。既用麻黄、石膏，岂可不用杏仁泄肺以利气乎，用敢僭妄而直改之。

此方专治咽喉一切诸证，及烂喉丹痧、痰涎壅塞、口噤气喘、身尚热而命在顷刻者，急用开水化药一丸，徐徐灌之，立刻回生，再进一丸即愈，或用荷叶三钱煎汤化服亦可。

治小儿闷痘，细叶石菖蒲汁开水冲化服半丸。

治小儿时痧发不出，用西河柳三钱煎汤化服一丸。如未透再进一丸。凡痧痘，轻者半丸，重者服一二丸。

治小儿急惊风，身热呕乳，惊悸抽搐，便青，用钩藤勾三钱，煎数沸去渣，量儿大小，化服半丸或一丸，分作四次，服之立效。

治月内赤子，胎惊不乳，或夜啼呱乳，用药一丸，分作四股之一，研极细末安在乳头上，与儿吮乳同下之，立愈。

治风痫痰厥，不省人事，用陈胆星五分，开水化服一丸，或冲入生姜汁、鲜竹沥，服之尤效。

治肝气厥逆，不省人事，用生石决明二两，煎汤化服一丸。

治伤寒时行瘟疫，寒热头痛，胸闷体酸，一二候身热不解，神昏谵语，开水化服一丸，如身热不尽，再进一丸，立有奇效。

治痈疽发背，脑疽疔毒，一切无名肿疡，外用牛膝一两，捣汁调药半丸敷之，又用开水或生甘草三钱，煎汤化服。大证一丸，轻者半丸，未成即消，已成即溃。

王氏沧洲《古方选注》

痧疹防风解毒汤

防风八分　荆芥八分　薄荷七分　牛蒡子一钱，炒研　石膏一钱　知母八分　连翘一钱　淡竹叶八分　木通八分　枳壳七分　桔梗八分　甘草三分

上水一钟，煎八分，不拘时服。

王氏曰：痧疹初发，以肺经药主之，风温虽分，逐年岁气杂至，要皆轻清之邪，或从口鼻，或袭三焦，四时皆有，惟春

为甚。聂久吾曰：治瘀疹最忌误用辛热，骤用寒凉。治以防风解毒汤：防风、荆芥、薄荷、牛蒡以辛散之，石膏、知母、连翘、淡竹叶辛寒以清之，木通通气，枳壳疏表，桔梗、甘草载引诸药以达肺经。缪仲醇曰：瘀疹不宜依证施治，惟当治肺。使瘀疹发出，毒邪解化，则了无余蕴矣。 、

德按：天时阴雨，地居新屋，宜加银花、贯仲、西河柳、活芦根；毒盛者加紫雪丹。

瘀疹竹叶石膏汤

竹叶三十片　石膏五钱　西河柳叶五钱　牛蒡子一钱五分，炒研　荆芥穗一钱　蝉蜕一钱　薄荷叶一钱　麦门冬去心，二钱　知母蜜炙，一钱　干葛一钱五分　元参二钱　甘草一钱　冬米一撮

上水一钟八分，煎五分，不拘时服。

王氏曰：瘀疹热邪壅于肺，逆传于心胞络。喘咳烦闷，躁乱狂越者，非西河柳不能解。仲醇间尝独用西河柳叶，风干为细末，水调服四钱，喘躁立定；水浆不入口者，灌之可生。力赞其为神秘之方。又云：慎勿用定喘药，惟应大剂竹叶石膏汤加西河柳两许，另出心裁，立一汤方，表里施治，盖以客邪犯心肺二经，营卫并伤，非独主于里也。大凡灼热固表无汗而见诸证者，则有竹叶、石膏之辛凉，解肌发汗，热毒蕴里而见诸证者，则有西河柳之咸温润燥，开结和营，以解天行时热。至于十味佐使之药，不外乎润肺解肌，清营透毒，毋容议也。

德按：若已经表伤气液者，急当救阴生津液为先。

痧疹麻黄散

麻黄_{蜜酒拌炒，去节}　升麻_{酒炒}　人中黄　牛蒡子_{炒研}　蝉蜕_{去头足，各等分}

上为末，每服三钱，水煎服。

王氏曰：严寒之时，风邪袭肺，玄窍为寒所闭，目微红，泪汪汪，鼻塞喘嗽，咽肿，此痧疹不得出也。治以蜜酒炒麻黄温卫发汗，酒炒升麻入营开泄温风，佐以人中黄清解温热，使以牛蒡、蝉蜕祛风出疹。仲醇曰：肺气虚者升麻宜轻，重用必喘，学者宜临证斟酌。

柯氏韵伯《名医方论》

升麻葛根汤　治伤寒瘟疫风热，壮热头痛，肢体痛，疮疹已发未发并宜用之。

升麻　干葛_{细锉}　芍药　甘草_{锉炙，各等分}

上同为粗末，每服四钱，水一盏半煎至一盏，量大小与之，温服无时。

张氏景岳曰：麻疹之证多属阳明火毒。凡欲解表散邪，但表实邪盛者最宜用此。然愚谓以柴胡代升麻用之更妙。若血气稍虚而邪有未解者，惟柴归饮为最妥。

汪氏双池曰：此阳明经药也。麻疹发于阳明，故以此方为要药。升麻、葛根以达阳气于外，芍药、甘草以和脾胃于中，加芫荽、生姜以微汗之，使元腑润泽，则热毒不郁也。

柯氏曰：此为阳明初病，解表和里之剂。可用以散表热，亦可用以治里虚。一方而两擅其长也。此方仿仲景葛根汤，去姜、桂之辛热，大枣之甘壅，以升麻代麻黄，便是阳明表剂，而非太阳表剂矣。葛根甘凉可散表实，协升麻以上升，则使清阳达上而浊阴降下，可以托散本经自病之肌热，并可以升提与太阳合病之自利也。芍药收敛脾阴，甘草缓急和里，治里仍用表药者，以表实下利，而非里实故也。痘疹自里达表，初起内外皆热，故亦宜于凉散耳。若无汗加麻黄，有汗加桂枝，渴热加石膏，咽痛加桔梗，头痛合芎芷，有少阳证加柴芩，火盛加芩连。凡邪在三阳以此出入，无不利也。

德按；闻人氏伯圜曰：道有经有权，兵有正有奇，病有常有变。病之常者可必，病之变者不可必。古人立升麻汤治小儿疮痘为一定之论，岂固而不通者哉。尝思古人之意，升麻汤一方盖治疮痘之常，不治疮痘之变。常者何也，未有斑点之前均发热者，常也；已结痂疕后之均有余热拂郁，而肌表未清凉者，亦常也。是以升麻汤方状云：治疮疹未发、已发，未发者谓未见斑点之前，已发者谓已作痂疕之后，此升麻汤所以为治疮痘之常者也。若夫斑点既见，与夫痂疕未结，其候千变万化，治法在随证参调，曾非定论之可拘。犹如伤寒之变异不一也，当此之际，安可执一药以应无穷之变哉。且升麻汤所用之药，不过凉肌解表而已，未见斑点之前，已结痂疕之后，则可以凉肌，可以解表。古人处方之意如此，曷尝令用之于疮疹正作之时耶。今昧者不能究此，既见斑点尚令儿服饵，致肌寒表弱，陷伏而危殆。吁读古人之书而不能探古人之妙，不可以言医矣。

麻黄杏仁甘草石膏汤 治温热内发，表里俱热，头痛身疼，不恶寒反恶热，无汗而喘，大烦大渴，脉阴阳俱浮者，用此发汗而清火。若脉浮弱、沉紧、沉细、恶寒，自汗出而不渴者，禁用。

麻黄<small>四两</small> 杏仁<small>五十个，炮去双仁，去皮尖</small> 甘草<small>二两，炙</small> 石膏<small>八两，碎绵裹</small>

上四味，以水七升，先煮麻黄减一升，去上沫，内诸药，煮取二升，去滓，温服一升。本云黄耳杯。

王氏曰：喘家作桂枝汤，加厚朴、杏仁治寒喘也。今以麻黄、石膏加杏仁治热喘也，麻黄开毛窍，杏仁下里气，而以甘草载石膏辛寒之性，从肺发泄，俾阳气出者出，降者降，分头解散。喘虽忌汗，然此重在急清肺热以存阴，热清喘定汗即不辍，而阳亦不亡矣。观二喘一寒一热，治法仍有营卫分途之义。

柯氏曰：此温病发汗，逐邪之主剂也。石膏为清火之重剂，青龙白虎皆赖以建功。然用之不当适足以召祸，故青龙以无汗烦躁，得姜、桂以宣卫外之阳也；白虎以有汗烦渴，须粳米以存胃中之液也。此但热无寒，故不用姜、桂；喘不在胃而在肺，故不须粳米。其意重在存阴，不必虑其亡阳也。故以麻黄汤，去桂枝之监制，取麻黄之专开，杏仁之降，甘草之和，倍石膏之大寒，除内外之实热，斯溱溱汗出，而内外之烦热喘渴悉除矣。

程氏扶生曰：此治寒深入肺，发为喘热也，汗即出矣，而喘是寒邪未尽，若身无大热，则是热壅于肺。故以麻黄散邪，石膏除热，杏仁利肺，于青龙汤内减麻黄，去姜、桂，稳为发散除热清肺之剂也。石膏去热清肺，故肺热亦可用。

德按：程氏杏轩云：予治出麻冒风，隐闭喘促，烦躁凶险急证，每用此方获效。

盖麻出于肺闭，则火毒内攻多致喘闷而殂。此方麻黄发肺邪，杏仁下肺气，甘草缓肺急，石膏清肺热，药简功专，所以效速。杏轩著有《医述》。（已刊行世）

白虎汤

治阳明证，汗自出，渴欲饮水，洪大浮滑，不恶寒反恶热。

石膏一斤，碎绵裹　知母六两　甘草二两，炙　粳米六合

上四味，以水一斗，煮米熟，汤成，去滓，温服一升，日三服。

王氏曰：白虎汤治阳明经表里俱热，与调胃承气导阳明腑中热邪，白虎泄阳明经中热邪，石膏泄阳，知母滋阴，粳米缓阳明之阳，甘草缓阳明之阴。因石膏性重，知母性滑，恐期其疾趋于下，另设煎法以米熟汤成。俾辛寒重滑之性，得粳米、

甘草载之于上，逗遛阳明成清化之功。名曰白虎者，虎为兽，以明石膏、知母之辛寒，肃清肺金，则阳明之热自解，实则泻子之理也。

柯氏曰：阳明邪从热化，故不恶寒而反恶热，热蒸外越，故汗自出，热烁胃液，故渴欲饮水，邪盛而实，故脉洪大，半犹在经，故兼浮而滑也。阳明属胃，外主肌肉，虽有大热而未成实。然火炎土燥，终非苦寒之味所能治也。经曰：甘先入脾。又曰：以甘泻之，由是知甘寒之品乃泻胃火生津液之上剂也。石膏辛寒，辛能解肌，寒能胜热，味甘入脾，质刚而主降，备中土生金之体，色白通肺，性柔而含脂具金，能生水之用，入以为君。知母气寒主降，苦以泄肺火，辛以润肾燥，故为臣。甘草为中宫舟楫，能土中泻火，寒药得之缓其寒，使沉降之性皆得留连于胃。粳米气味温和，禀容平之德，作甘稼穑，为后天养命之资。得此二味为佐阴寒之物，庶无伤胃损脾之虑。煮汤入胃，输脾归肺，水精四布，大烦大渴可除矣。白虎乃西方金神，取以名汤者，秋金得令而炎暑自解也。更加人参以补，承制石膏、知母之寒，泻火而土不伤，乃操万全之术者。

德按：白虎本为达热出表，若其脉浮弦而细者，不可与也，脉沉细而微者，不可与也，凡病虽有壮热而无烦渴，汗不出者，知不在阳明，切勿误与白虎，学者慎毋孟浪。

白虎加人参汤

石膏一斤, 碎绵裹　知母六两　甘草二两, 炙　粳米六合　人参三两

上五味, 以水一斗, 煮米熟汤成, 去滓, 温服一升, 日三服。

王氏曰: 阳明热病化燥, 白虎加人参汤, 何也。石膏辛寒仅能散表热, 知母甘苦仅能降里热, 甘草、粳米仅能载药留于中焦。若胃经热久伤气, 气虚不能生津者, 必须人参养正回津而后, 白虎汤乃能清化除燥。

柯氏曰: 更加人参者, 以气为水母, 邪之所凑, 其气必虚。阴虚则无气, 此大寒剂中必得人参之力, 以大补真阴, 阴气复而津液自生也。若壮热之人, 元气未伤, 津液未竭, 不大渴者, 只须滋阴以抑阳, 不必加参而益气。若元气已亏者, 但用纯阴之剂, 火去而气无由生, 惟加人参, 则火泻而土不伤, 又使金能得气, 斯立法之尽善欤。此方重在烦渴, 是热已入里, 若无汗烦渴而表不解者, 则是麻杏甘石证矣。

竹叶石膏汤

竹叶三把　石膏一斤, 碎绵裹　麦门冬一升　人参三两　半夏半升, 洗　甘草二两, 炙　粳米半升

上六味以水一斗, 煮取六升, 去滓, 内粳米煮, 米熟汤成, 去米, 温服一升, 日三服。

王氏曰: 此汤分走手足两经, 而不悖于理者, 以胃居中

焦，分行津液于各脏，补胃泻肺，有补母泻子之义也。竹叶、石膏、麦冬泻肺之热，人参、半夏、炙草平胃之逆，复以粳米缓于中，使诸药得成清化之功，是亦白虎、越婢、麦门冬三汤之变方也。

钱氏天来曰：竹叶性寒而止烦热，石膏入阳明而清胃热，半夏蠲饮而止呕吐，人参补病后之虚，同麦冬而大添胃中之津液，又恐寒凉损胃，故用甘草和之，而又以粳米助其胃气也。

周氏禹载曰：石膏最凉，兼竹叶以清热，则胃与小肠之邪俱去矣。半夏豁痰以止呕，麦冬清肺以除烦，则中上二焦之邪俱降矣。惟甘草可生肌肉，粳米可益胃气，正与虚羸少气者相宜也。且伤寒，热病也。即云解后其内蕴之热未必全清，故以甘寒之品清热补虚，此正为热邪未全退之证而设，若用此以治虚羸则不可也。

德按：徐氏洄溪注曰：此仲景先生治伤寒愈后调养之方也。其法专于滋养肺胃之阴气，以复津液，盖伤寒虽六经传遍，而汗吐下三者皆肺胃当之。又《内经》云：人之伤于寒也，则为病热。故滋养肺胃，岐黄以至仲景不易之法也。后之庸医，则用温热之药峻补脾肾，而千圣相传之精义消亡尽矣。

程氏云鹏《慈幼筏》

拔疔散

番卤砂　白丁香　蟾酥酒化　轻粉　大蜈蚣　全蝎酒漂　朱

砂　雄黄各一钱　金顶砒五分　射香三分　乳香六分

共为细末，取活穿山甲，或甲中油，杵成膏，如麦粒大，针透疔根，插入一粒，候四边裂缝，是疔根摇动，可拔去，若刺针无血，插药干枯，脓汁不变，终无生理。

德按：如无穿山甲鲜血，拟用炙甲片一钱代之。一方用金顶砒、大蜈蚣、人指甲、水乡陈年久烂阴霉所剩旧木桥梁老杉木节煅为炭，各等分研末，薄贴盖之，其疔拔出即愈。

疔毒在肉如丁著木，必藉此毒烈之性方可拔出，此药当预备以应急用。

许氏橡村曰：疔毒当服解毒之剂，外以银针挑破，口含清水吸去恶血，才可敷药。重者须用拔疔散，解毒之剂如连翘、牛蒡子、银花、甘草、穞黑豆之类，必加蒲公英、白菊花根二味，蒲公英化肌肉之毒，野白菊花治疔毒之圣药也。

上编曰：方论。

喻氏《解后须知》

喻氏嘉言曰：盖凡人当感后，身中之元气已虚，身中之邪热未净，于此而补虚，则热不可除，于此而清热，则虚不能任。即一半补虚，一半清热，终属模糊，不得要领。然舍补虚清热外，更无别法，当细辨之。补虚有二法：一补脾，一补胃。如疟痢后脾气衰弱，饮食不能运化，宜补其脾。如伤寒后胃中津液久耗，新者未生，宜补其胃，二者有霄壤之殊也。清热亦有二法：初病时热为实热，宜用苦寒药清之；大病后之热为虚热，宜用甘寒药清之。二者亦霄壤之殊也。人身天真之气全在胃口，津液不足即是虚，生津液即是补虚，故以生津之药合甘寒清热之药，而治感后之虚热，如麦门冬、生地黄、牡丹皮、人参、梨汁、竹沥之属，皆为合法。河间每用天水散以清虚热，正取滑石、甘草一甘一寒之义也。设误投参、芪、苓、术补脾之药为补，宁不并邪热而补之乎？至于饮食之补，但取其气，不取其味，如五谷之气以养之，五菜之气以充之，每食之间便觉津津汗透，将身中蕴蓄之邪热，以渐运出于毛孔，何其快哉！人皆不知此理，急于用肥甘之味以补之，不思油腻阻滞经络，邪热不能外出，久久充养完固，愈无出期矣。前哲有鉴于斯，宁食淡茹蔬，使体暂虚，而邪易出，乃为贵耳！

德按：《内经》曰：饮食自倍，肠胃乃伤。《物理论》云：谷气胜元气，其人肥而不寿。养生之术，常令谷气少，则病不生。谷气且然，况五味餍饫为五内之害乎。

龙集庚寅十二月望十六日辛亥写成。

《专治麻疹初编》卷六终

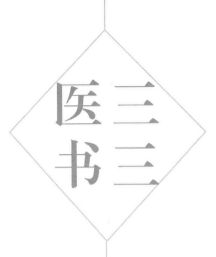

三三医书

陈氏幼科秘诀

苏州世医陈氏 撰

提要

　　苏州世医《陈氏幼科秘诀》一卷。吾国各科医家，凡以世医名者，无不怀口口相传之秘。偶有所得，未肯示人。致医书湮没，医法失传，甚至自己子孙有恃无恐，亦不他求参考。寝至徒读父书，草菅人命，犹曰吾家世医，别有薪传，欺人自欺，罪不可逭。裘君吉生，昔以重价购得，爰即付刊，欲化世医为国医，将传秘方为公方。想陈氏见之固属无可如何，而其他读者必多表同情也。

目录

陈氏幼科秘诀

著　者　失　名
绍兴裘吉生录存
临安胡绘山校刊

初　生

小儿生下，以甘草、黄连、马料豆多煎汤与之服。盖秽吞胸中，吐以甘草；秽入腹中，利以黄连也。茯苓丸能治初生小儿腹满气短，不能饮乳，是秽物入腹所致。若胎中受寒令小儿腹痛，亦治。

茯苓丸

赤茯苓　黄连（寒症不用，宜用芳药）

蜜丸桐子大，乳汁下一丸。

沐　浴

宜益母草汤。令儿体滑，血脉流通，免生疮疾。

益母草　黄连各一两　蛇床子　苦参各二两　藁本五钱　朱砂　雄黄各一钱

又方桃枝、梓枝。

煎汤临浴时加猪胆一个入内。

噤　风

噤风者，初生七日内忽然目闭，口噤，啼声不出，下青粪，舌上有胬肉如栗，吃乳不得，口吐白沫，大小便皆通。由在胎受热毒流入心脾，故见于喉舌之间。或初生时为风邪搏击所致，名犯风噤。口中白栗用绵裹指，蘸水擦破。百二十日内俱有此患。一口噤不乳，腹急多啼，牙关紧闭与撮口相似，赤者心噤，白者肺噤。

撮　口

撮口者，面目黄肿或赤，喘急啼声不出，由胎受热气兼风热入脐，流毒于心脾，故舌强唇青，聚口撮而饮乳有妨，若口吐白沫，四肢冷，不治。或肚胀青筋，吊肠卵疝，内气引痛，皆肠胃郁结所致，十救二三，月内尤急，周岁始免。用白僵蚕（直而明亮者佳）二条，去丝嘴，炙脆为末，蜜调敷人中即瘥。或研牛黄一钱，和竹沥抹口中亦治（按：牛黄要嫩黄轻虚，重叠可揭，气息微香，摩指甲竟透者）。

脐　风

脐风者，断脐后水湿风冷入脐，流于心肺，甚则发搐成惊。若脐凸四傍青黑，撮口不开，是为内撮。爪黑者死。用赤脚蜈蚣一条，蝎尾四个，僵蚕七条，瞿麦五分，为末。先以鹅羽管吹鼻内，得喷嚏啼哭为可治。后用薄荷汤调服，三者名虽不同，其原则一。皆因里气郁结，壅闭不通，由断脐太短，结得不紧，外风入脐或牵动脐带，水入生疮所致。撮口尤其治当疏利，并用余家小红丸下之后，用抱龙丸、牛黄丸等。

心热发惊，面青啼不出，吐白沫，腹胀硬，脐四边浮肿，舌强不进乳，不与噤风同。初生小儿热在胸膛频频作声，弩胀，治法宜去风。此症眉青脸赤，勿用药。治儿口噤牙关闭者，用天南星，去皮脐，为细末，加龙脑少许和均，指蘸姜汁，同药擦牙上。

小红丸（又名辰砂丸）

全蝎_{去毒洗净，一两}　南星_{一两}　珍珠_{一钱}　朱砂_{四钱五分}　巴霜_{二钱五分}

为末，糯米糊丸如芥子大，每岁三五丸，看小儿强弱用。十岁以外百丸方效，灯心汤下。须要活法加减用之，方称弄斧之手。如六七十丸、四五十丸，在用之者才酌。

抱龙丸

天竺黄一两　胆星四两　雄黄五钱

蜜丸，圆眼核大，约重一钱，朱砂为衣，每服一丸，薄荷汤化下，辰砂为衣亦可。

牛黄丸

枳实　黄连各一两　胆星二两　天竺黄五钱　天麻五钱　僵蚕　金蝎各三钱　雄黄三钱　龙齿煅，三钱　牛黄一钱　麝香　冰片各钱半

蜜丸蜡封，用则去蜡，薄荷汤、灯心汤化下。

气　闭

儿生一二日，大小便不通，腹胀满而欲绝，此胎毒之气郁闭所致。急令妇人温水漱口，吸儿前后心、脐下及手足心，共七处，各吸五七口，赤红色为度。气散而自通，不然救亦无用。服余家小黑丸及葱白散。葱白四寸，人乳内同捣如泥，敷入儿口，与乳，使吐后用当归散。

当归散

当归八分　木通六分　连翘五分　滑石六分　甘草梢三分

水一钟煎，不时服。

小黑丸

木香一两五分　丁香七钱五分　肉蔻曲包煨，十个　杏仁去皮尖，

_{百廿粒}　百草霜_{一两}　巴霜

前药每一两加巴霜一钱，丸法用法与小红丸同。

躯 啼

儿生下身青白无血色，日夜啼不止，体仰而躯，腹满不乳，大便青白，是在胎为风冷所伤而然。时时吐口见，或腹中如鸡子黄，接之如小鸡声而后出，若不急治则成痫，宜用余家小黑丸及养脏汤。

养脏汤

白术_{八分}　芍药_{六分}　茯神_{七分}　川芎_{五分}　藿香_{六分}　甘草_{四分}　木香_{三分}　钩藤_{三分}　泽泻　肉豆蔻_{各七分}

水一钟，姜三片，煎服。

伤 风

风邪感于腠理，先入于肺，肺主皮毛，其身日夜发热无汗，鼻塞气粗，不恶寒而恶风，当风乃憎寒，呵欠烦闷，口中气热，当表散，宜加减芎苏饮。

芎苏饮

黄芩　柴胡　紫苏　前胡　枳壳　半夏　桔梗　防风　山楂　茯苓　陈皮　甘草　干葛

头痛加川芎或白芷；偏身及肢节痛加羌活；夹食去枳壳加

青皮、枳实或苍术；四五日热不退，加麻黄，服麻黄又不退，热入里也，去紫苏、枳壳、防风，加枳实、竹叶、石膏，用余家小红丸下之。

有痰，前饮内加贝母、天花粉或胆星；热稍退而嗽，前饮内去紫苏、防风，加桑白皮、杏仁或贝母，先当用小红丸下之；嗽不转者，热郁在肺，而气不得宣通，加麻黄、石膏；嗽甚见血，加山栀、石膏；嗽久虽无血，亦加山栀；略有余热，前饮内去紫苏、柴胡、防风，加石膏。

儿百日内身热，当用脱甲散，四五日不止用小红丸。

脱甲散

银柴胡　龙胆草　知母　麻根各三钱　川芎　当归各二钱　茯苓　人参各一钱　甘草一钱　葱白头一个

煎服。

咳　嗽

咳嗽属肺，风热郁于肺则生痰，故嗽有喉间作小鸡声者，先用小红丸下之。不惟下痰，且肺与大肠相为表里，腑不实脏不能实也。大率顺气化痰清肺为主，宜清金贝母汤。

清金贝母汤

贝母　杏仁　桑皮　花粉　桔梗　枳壳　甘草　黄芩　木通　苏子　陈皮　茯苓

痰甚加胆星；食积痰去贝母，加制半夏、山楂；痰而嗽甚加山栀；喘加马兜铃或紫菀；嗽而血加山栀、石膏；嗽而气逆，倍苏子；嗽不转加麻黄、石膏；嗽久加款冬花、马兜铃，或瓜蒌仁、紫菀、五味、乌梅。

食积痰须用制半夏、枳实、青皮、枳壳，嗽甚，眼白上有胬肉生者，此嗽伤血分也，宜服生地、当归入血分，槟榔下其气。

疟

疟者有暑、有痰、有风、有湿、有食。儿病多食风痰，无汗，要有汗，散风邪为主。大人兼补，小儿不必，宜清脾退热饮。

清脾退热饮

柴胡　黄芩　枳壳　半夏　花粉　青皮　槟榔　山楂　常山　草果　茯苓　陈皮　甘草

暑加香薷，渴甚加石膏，湿加苍术。

有汗要无汗，扶正气为主。大人小儿俱带发散，用加减补中益气汤。

补中益气汤

人参　白术　黄芪　柴胡　归身　升麻　黄芩　陈皮　茯苓

加减法如前。

久疟一补一泻，柴胡、黄芩、枳实、半夏、槟榔、山楂、白术、茯苓、陈皮、甘草。

疟后寒热虽停，尚有余热，宜清脾退热饮去常山、草果，加地骨皮、知母，腹胀加桔梗、卜子。

疟母者，寒热时血气与邪相争，饮冷所致。结块在胁下，宜鳖甲丸、阿魏丸等。

鳖甲丸

生地　当归　川芎　红花　牡丹皮　槟榔　蓬术　香附
厚朴　鳖甲醋炙　川山甲

尤妙。

阿魏丸

阿魏沸汤泡　雄黄研末，各二钱半　辰砂研末，一钱半

面糊丸，绿豆大。

胎疟六七发过，即宜截，久则元气虚。久疟成劳，用四兽饮、截疟饮。

四兽饮

常山三钱　枳壳三钱　槟榔一个　生姜五片

水煎，五更服。

截疟饮

全归三钱　川芎三钱　甘草三钱　何首乌二两，新而大者佳

阴阳水各一大碗，煎一碗，临日面朝东，五更温服。

吐

吐症有五。一曰呃，乳哺过多，口角流出，满而溢也，勿与乳，则以陈米煮粥与食，勿药可也。二曰逆（上升为逆），气贵下降，消食顺气为主。三曰吐，为顿出有物无声，以苍术、藿香、二陈汤等。四曰呕，为渐出有物有声，亦用上方。五曰哕，即干呕也，有声无物，乃属火，最为恶候。生姜为呕家圣药，若儿伤食为多，不可与乳。乳味甘，令中满，且动舌筋，起胃火。初生小儿便吐，由拭口中秽血不尽，或食胞浆，故令吐多。用甘草、黄连汁或吾家小黑丸，不止服正胃散。伤食吐、冷吐可服温胃调气汤。

温胃调气汤

苍术（正胃气）　厚朴（泄中气）　半夏　香附（正气）　山楂　神曲　麦芽　藿香（正气）　干姜　茯苓

服此不止，若见是冷，可加木香、丁香、厚朴，次第加之。若是伤食，以枳实、青皮、槟榔次第加之。用前药又不止，是胃气因吐而虚，面青白，唇淡，精神少，可加人参。此症必眼眶陷下，方可用参，若不用参，恐虚极生风，传为慢惊。

暑月有热吐者，因冒暑或伤热食，致热气入胃，吐也。食与气相搏而吐也，其症眼眶陷，唇燥，舌有刺，大便焦黄，射出如臭鸭蛋腥气，用水泼地令儿卧上，用黄瓜同卧。宜服清热之剂，如后吐泻论中清胃止渴汤可加减用之。初生小儿吐，余家小黑丸最妙。

吐　泻

脾胃俱虚，吐泻并作，伤食为多，四时俱有。或有春因于风，佐以防风、天麻；夏因于暑，佐以香薷、扁豆；秋因于凉，本方皆温剂，不必药佐。昏睡露睛，胃家虚热，睡不露睛，胃家实热。无论虚热实热，先用小黑丸微利之。亦有身大热而吐泻，皆伤风症，宜治风。不因吐泻而感之，伤食吐泻，乳食不化，或吐与泻皆酸臭，宜消食平胃汤。

消食平胃汤

藿香　厚朴　苍术　半夏　香附　陈皮　山楂　神曲　茯苓

泻色黄赤属热，加姜炒黄连，青白属冷，只用本方，甚则加木香、丁香、肉桂、干姜、肉蔻等。腹痛加砂仁，身热加柴胡。伤食重，枳实、青皮、槟榔可渐加。身凉吐沫，泻青白，呵欠，烦闷不渴，哕气，常见露睛，此病久荏苒，因成吐泻，急宜补脾。量加人参、白术、干姜、肉桂、附子、木香、丁香等。

身热或不热，眼眶陷，舌上有刺，唇燥饮水，泻焦黄臭，清胃止渴汤。

清胃止渴汤

人参　莲肉　柴胡　黄连　杏仁　陈皮　甘草　石膏　山栀　贝母　茯苓

若眼眶勿陷，且勿用人参，只用白术；眼眶已陷，断要用参。腹痛加砂仁，久渴而虚亦须加山药、白术。不止加肉蔻、诃子。冷泻色青白，面㿠白凄惨，去黄连加附子、木香、苍术，甚则丁香、肉桂亦可用。此症手足厥冷为逆，急与人参、附子温其胃，不变慢惊。伤食泻粪色白，水谷不化，酸臭，去黄连加苍术、香附。泻而浮肿，小便涩少不行，是小肠渗入脾胃，宜利水汤。

利水汤

苍术（白术也可）　滑石　猪苓　泽泻　厚朴　陈皮甘草　山楂　茯苓皮　赤芍药　车前子

用升麻、柴胡提其气，木香、天麻醒其脾，防风燥其湿。上吐清汁，下泻完谷，面白腹痛，手麻脚转筋，大叫哭，食乳即返，此因湿痰流注四肢，宜除湿化痰汤。若唇口干燥，司空黄色，勿用此方，亦用利水汤加天麻。

小儿吐乳或痰泻黄沫，唇深红，额汗自时出，若阴囊吊缩，牙龈黑色，女儿阴肿，勿必用医药。

霍　乱

其症脉多伏或绝，内有所积，外有所感，邪正相干，阴阳乖隔，留于中脘，阳不升，阴不降，吐利暴作。病在上焦，心痛而吐。病在下焦，腹痛而泻。病在中焦，心腹俱痛，吐泻并作。偏阳多热，偏阴多寒，甚则转筋，腹痛，手足厥逆。又足阳明胃经以养宗筋，暴吐暴泻，宗筋失养，故挛急，甚则舌卷囊缩。脾受贼邪，木来侮土也。吐泻尽，阴阳顺而愈矣。此症乃饮食所伤，切勿与谷食、姜椒等，必待吐尽泻尽，过一二时方与稀粥。若干霍乱，最是急症，不得吐利，阴阳闭而死矣。此干霍乱乃立见安危，惟用盐水灌之，令其大吐，或掘地穴以新汲水投之，搅取澄清饮之，或用手挖喉中探吐尤捷。有宜吐者，虽已吐利，仍用二陈汤吐之，以提其气，又刺委中及十指出血。

凡霍乱用吐泻本方，因风加柴胡、防风，因寒倍半夏，因湿倍苍术、防风，因暑加藿香、扁豆，因食多用枳实、青皮（治泄泻用益元散加白术末一两，每服一二钱，米汤调服）。

积

积者，停蓄之总名。诸书皆分五积属脏，六聚属腑。腑病不治自愈，脏病宜治，而脾脏尤难。丹溪只言积块有形之物在左为血积，在右为痰积，在中为食积；儿则有食积、乳积、气积、虚积、实积、惊积、热积、寒积，甚则为疟癖，为痞结，为癥瘕。又肝积为肥气，脾积为痞气，肺积为息贲，心积为伏梁，肾积为奔豚，治各不同。小儿只是去脾家食积而已。夫胃水谷之海，脾即夹肝附上，脾热则磨速而食易化，脾寒则磨迟而食难消，不消则变为冷积矣。大抵消食行气，开痰化血为主，只宜消之化之磨之，无下积之理。若积泻先当小黑丸下之，后即宜补，以人参、白术，磨以槟榔、枳实、山棱、蓬术辈。小儿只是食积多，痰与血少，其余更少。然食积为疳积之根，未至疳时不可用胡黄连、银柴胡、芦荟等寒药，祇宜温和药化之开之，余家小黑丸可用。若常服则用肥儿丸。

肥儿丸

炒陈皮四两　厚朴米泔水浸炒　麸炒枳实　炒卜子　炒青皮姜炒黄连　白术　槟榔各二两　山楂　炒神曲　炒焦麦芽　连翘　龙胆草　蓬术各一两半　甘草一两半　米泔水　浸炒香附四两

为末，蜜丸圆眼大，米汤化下。

若疳积，加芦荟、胡黄连、柴胡，名玉疳深道丸，又名芦荟丸。必夜间发热，骨瘦如柴者方可加。

儿有积滞，面目黄肿，夜间身热，肚热尤甚，腹痛覆卧，或大便闭塞，小便如油发黄，泄泻粪白酸臭，吐逆宜化积健脾汤。

化积健脾汤（又名消积化聚汤）

陈皮　厚朴　苍术　半夏　香附　枳实　青皮　山楂　槟榔　茯苓　甘草

积甚加山棱、蓬术、草果，腹痛加砂仁、木香，积块而泻先用小黑丸，后服本方去半夏、槟榔，加白术、白芍。有痰去苍术，加海石、石碱；血积去厚朴、苍术、半夏，加当归梢、桃仁、红花，甚则穿山甲；气积倍香附，加桔梗、砂仁。实热加黄连，冷加木香、丁香，虚冷或下后积不除加丁香、肉蔻。若泻而至虚黄积，去枳壳、槟榔、青皮、白术，虚甚加人参，小便不利而肿加泽泻、猪苓。痃癖皆宜前方，惟痞乃腹胀胸满，营卫不得流行，宜小黑丸微利，甚则备急丸，后宜用白术补。或在皮里膜外亦宜本方。又用人参、白术药间服。癥则伤食得之，宜消食，用本方；瘕则伤血得之，宜破血，是久积所致，药俱见前。余家肥儿丸是消积药，轻则可服，重则加山棱、蓬术，然当详其痰血而增入。

消积化聚丸

山棱　白术　黄连　茯苓　木香　归尾　麦芽　砂仁　红花　麦冬　枳壳　青皮　神曲　柴胡　蓬术　槟榔　制香附　桃仁　鳖甲　干漆　益智

蜜丸，米饮汤下三钱，空心服。

痢

痢，古滞下也。水谷为泻，下脓血为痢。赤属血，自小肠来，白属气，自大肠来，皆属湿热。积者食积，滞者气滞，物欲出而气滞不出，则下坠，故先急后重。河间论行血则便自安，调气则后重自除，此法甚妙。仲景率以承气汤下之，量病加减。小儿先用小黑丸下之，后用芩连芍药汤，仍看其血病气病而为佐使，不可用涩药止之，久而虚者方可。

芩连芍药汤

芍药　茯苓　陈皮　厚朴　甘草　黄连　黄芩　枳壳　槟榔　山楂　木通

有血加当归或生地，血紫加桃仁、归梢，腹痛加砂仁，甚则少加木香，血痢不宜。噤口加莲肉或乌梅，后重甚加升麻、柴胡，痢久亦加，恐元气下陷也。痢下青草汁者，风毒也，加防风或干葛；腹痛甚加乳香、没药，亦治痰血。痢久加地榆、蒲黄。腹痛，肺金之气郁于大肠，以苦参、桔梗；痢如豆汁，湿甚也，加防风，九制苍术亦可。滑石亦可能利湿，小便少亦加之。积尽用白术健脾，调理气分，发呃用柿蒂、枇杷叶（去毛蜜炙）、丁香，久而虚者加诃子、肉蔻。力倦气少恶食，此挟虚也，宜当归（身尾）、白术、陈皮，虚极加人参补虚，虚回而痢自止；血痢久不止属阴虚，四物汤为主；痢久不瘥，脾气下陷，补中益气汤倍升麻、柴胡；痢久不瘥，后变为疟，身肿面黄腹痛或泻臭水，目无神，用余家大黑丸、木香饼相间服。前方加人参、白术、木香、肉蔻煎服。

小儿七八岁下纯血，勿以食积治，前方加当归或生地、地榆、蒲黄（醋炒）、荆芥、乌梅等敛血。血紫，先用归尾、桃仁行之，气血俱虚神弱，人参、白术、当归、白芍、茯神、黄连服之，并大黑丸及木香饼间服。疟变为痢，邪自外而深入五脏，此症难治。噤口痢，胃热甚也，用黄连一钱，人参三分，煎汁终日呷之；如吐，再吃一口，下咽便有生意。又用田螺捣碎，次下麝香再捣，合脐中缚紧，引下其热。休息痢，既息复作，当以虚治。下如尘腐者，如屋漏水者，下纯血者，大孔如竹筒者，唇如朱红者，如鱼脑色者，身热脉大者，俱不治。此论其大概耳。

大黑丸（又名保和丸）

炒香附一两　炒厚朴　醋炒青皮　陈皮　使君子　槟榔　醋炒三棱　炒甘草各五钱　炒神曲　姜汁炒黄连　炒麦芽　土炒白术　醋炒蓬术各一两　山楂一两半

蜜丸，圆眼大，每服一丸。空心米汤送下。

木香饼

木香五钱　炒陈皮二两　炒神曲一两　炒麦芽一两　煨肉蔻一两　人参五钱　厚朴五钱　煨诃子肉　炒扁豆各一两　炒甘草五钱

蜜丸，圆眼大，每服一丸，空心米饮下。

疳

疳者，干也，脾胃津液干涸而成。又甘也，恣食甘甜，成积生虫。积者，疳之母，有而不治乃成疳候。积久不除，脏虚成疳。又久病后不节饮食，或泻后脾虚，积热布五脏，积湿生虫亦成疳。儿为五疳，大人为五劳也。劳瘵肾虚，津髓枯竭。疳症脾虚，津液枯干，病久相传，五脏皆损。疳病眼涩，多因爱吃泥土、生米、桴炭等，喜卧冷地，身多疥癣，下痢青白及沫血，腹大青筋，耳鼻口生疮，虫痛叫哭，发穗，头大项小，脚手垂軃瘦瘁，饮水筋痿骨重，体骨如柴等，皆内无津液，脾胃受伤。又大病后或吐或泻，后妄施吐下，津液枯竭而得之。有因热症大汗大痢无禁，胃中焦燥得之。有因伤寒里症冷驶太过，渴饮水浆变而成热，热气未散复于他染得之。又有癖病寒邪热胁下痛硬，不渐消磨，以硇砂、巴豆峻攻津液，暴伤得之者。又有肝疳则膜遮睛，当补肝；心疳面颊赤，壮热；脾疳体黄，腹大好吃泥土；肺疳气喘，口鼻生疮，此虚者当补其母；肾疳体瘦，生疮疥；筋疳泻血，瘦弱；骨疳喜卧冷地；肉疳目肿腹胀，痢青色白色或沫，渐瘦弱，外症鼻下赤烂，自搔鼻头，疮不结痂，绕目生疮。诸疳皆依本脏而补母，则子自安。积久生虫，皱眉多啼吐沫，腹痛肚大，青筋，唇紫黑，肠头痒为蛔疳，宜川楝、鹤虱等。头皮光，急生疮，脑热发穗，多汗囟高为脑疳，宜龙胆草、苦楝皮、芦荟、黄连、青黛等。心肺壅热，烦渴乳食少，夜则渴止，为渴疳，宜龙胆草、乌梅、黄连等。毛焦唇白，额上青纹，腹胀肠鸣，泄下糟粕为疳泻，至于频下恶物为疳痢，宜白术、桔梗、厚朴、白芍等。虚中有积，肚胀，头面四肢皆肿，痢下腥臭为疳肿，宜芦荟、大腹皮、卜子、滑石、车前子等。潮热，五心烦热，盗汗，喘嗽，骨蒸枯悴为疳劳，宜黄芪、白芍、川芎、肉蔻、生地、人参、白术、鳖甲等。疳虫上蚀齿龈，口疮出血，齿色紫黑，下蚀肠胃，下痢肚烂，湿痒生疮，齿属肾，肾虚热，疳气直奔上焦，名走马疳。初日息臭齿黑，名崩砂。甚则龈烂，名溃糟。热血进出，名宣露。更甚者牙落，名腐根。腐根虽活，齿不生矣，而况焉能活乎？手足细，项小骨高，尻削体瘁，腹大脐突，号哭胸陷，是为丁奚。虚热食哕，颅开骨槁如柴，引饮，虫从口出，日渐枯槁，是为哺露，又重于丁奚。消疳，芦荟、干蟾、五灵脂、鳖甲。化积，枳实、蓬术、青皮、山楂、三棱、神曲、麦芽。健脾，人参、白术、厚朴、香附。清热，柴胡、黄连、胡黄连、银柴胡、龙胆草、地骨皮、连翘、青黛。杀虫，雷丸、芜荑、苦楝根、鹤虱、使君子。疳泻，木香、肉蔻、诃子、砂仁。五脏疳方虽见论中，然亦当用前药，佐以五脏本药，不必拘安神地黄丸方也。五脏本药开后。

心疳：茯神、黄连、远志、琥珀、芦荟、钩藤、石菖蒲。

肝疳：生地、熟地、青黛、地骨皮、龙胆草。

脾疳：白术、陈皮、黄连。

肺疳：黄芩、桔梗、连翘、天冬、麦冬、防风、桑白皮。

肾疳：熟地、泽泻、山茱萸、牡丹皮。

肿　胀

肿胀虽均由脾胃之伤，而实有不同。气溢皮肤则为肿，气入于脏则为胀。人身心肺为阳而在上，肝肾为阴而居下，脾胃为阴而居中为土。经曰：饮食入胃，游溢精气，上输于脾，脾气散精，上归于肺，通调水道，下输膀胱，水精四布，五经并行。是脾具坤静之德而有乾健之运也，故能使心肺阳降，肝肾阴升，天地交泰，永无肿胀之病。此症因内伤饮食，外感风寒，致伤脾胃，下早。则清浊相混，隧道壅塞，瘀郁成热。热留已久，气化成湿，湿热相生，遂成浮肿、胀满。其为肿也，有食积，有水积，有泻痢日久脾虚，有伤寒下早。其为胀也，有痰热，有疳气，有食积。痞癖积肿在腰以上宜汗，腰以下宜利小肠。胀宜消导，有分道，有利小便，酌其虚实寒热而调治。

肿胀主方

茯苓皮　厚朴　苍术　半夏　香附（以上健脾）　枳实

神曲　山楂　青皮（以上治积）　卜子（泄气）　猪苓　泽泻（利小便）　升麻　柴胡（升提气）

　　食积肿加槟榔、蓬术、麦芽、山楂、神曲。先下水肿加木通、车前子、滑石，小儿实食积，水肿多耳。伤寒下早，先调脾胃，期脏气充实，宜人参、山药、薏苡仁，久则肉蔻、诃子，寒则干姜、木香、丁香，热则黄芩、黄连，佐本方，本方仍去消食药。风邪入肺而气不宣通，肺叶胀，亦能作肿，以肺主皮毛故也。先自眼下卧蚕肿起，喘急，宜小红丸下之，后用桑白皮、桔梗、杏仁、天花粉、黄芩、贝母、枳壳、木通、防风、黄芪二分。防风泻肺实，得黄芪而功益神，故用芪。胀乃痰热，不用本方，宜半夏、贝母、胆星、枳实（消痰）。有风，防风、大腹皮、苏子、卜子、桔梗（利气）、猪苓、泽泻、车前（行水）。先服小红丸，食积先服小黑丸，后用本方。寒热虚热宜本方去苍术，加炒黄芩、黄连（利水）、猪苓、泽泻、木通、赤芍、车前、滑石、葶苈、商陆、木瓜。补脾，人参、白术、山药、薏苡仁、枳实、厚朴。消食，枳实、青皮、槟榔、蓬术、山楂、麦芽、神曲、三棱（分气）、香附、木香、藿香。泄气，大腹皮、苏子、桔梗、卜子。肺胀，桑白皮、杏仁。上身宜汗，柴胡、升麻、干葛；下身宜利小便，阳水宜黄芩、黄连、山栀、连翘，阴水宜丁香、香附、木香、草果、厚朴、干姜。风虽胜湿，宜防风、羌活、秦艽、椒目、天麻；又能健脾，陷下，升麻、柴胡；有痰宜利痰，贝母、半夏、胆星、海藻、昆布。

内消丸 治小儿五疳八痢，消食化积，除惊风外，百病可服。

三棱 蓬术 香附三味醋拌炒 槟榔 煨草果 青皮 枳壳 枳实二味麸炒 木香 去核山楂 炒神曲 炒麦芽 炒砂仁 去白陈皮

等分为丸，砂糖汤调服。

辰砂丸（又名大红丸）

川贝母 胆星 天花粉 桔梗 苦杏仁 枳壳 黄芩各四两 前胡 防风 制半夏 陈皮 全蝎 地骨皮 山栀各三两 黄连 元参各二两

痘疹年不用连、栀，此药消痰解毒，发散痘疹，蜜丸约重一钱，辰砂为衣，每服一丸，薄荷汤化下。

惊 风

惊风原是二症。惊者，急惊慢惊。风者，中脏中风，此言风，热极生风也。惊风本于心肝二脏，肝风、心火相煽发搐。小儿脾胃弱，肝易凌之，引动肝风。风主掣，不得心火不能发搐。儿有病，气血错乱，心神不宁，引动心火。火主惊，不得肝风亦不发搐。此心与肝相兼，为惊风之源也。有惊风痰热四症，然后有搐搦掣颤及引窜视之候，入候理得惊风定，随便与下痰药，惊风不复复作矣。惊风是总名，急惊者惊风痰热所致，慢惊者久病所得。久泻成慢脾慢惊，久吐成胃虚。急惊无阴因心经实热，而阴不能配，阳盛阴虚之候。慢惊无阳因脾土虚甚，而阳不胜阴，是阴盛阳虚之症。急慢惊风，虚热寒实，天渊迥隔。急惊九生一死，慢惊九死一生。凡搐时不得擒捉，风气方盛，若一拘持，痰即流入脉络矣，多致手足拘牵，与痫症同。初有痰热未成惊风，先宜解利，解用柴胡、黄芩、干葛、紫苏、枳壳、防风、天麻、半夏等，利用小红丸。如无虚症，不得主用温补。虽热甚，不得便用龙脑、麝香，恐引惊入窍，且伤真气。盖温则补邪，香则败真，心惊大概过暖当风，多食辛辣，郁邪热于心而传于肝，再受惊触。未发时夜卧不稳，啼哭啮齿，咬乳，气促痰喘，鼻额有汗，忽而闷绝，目直视，牙紧口噤，手足掣，此热甚而然。发则身热，面赤引饮，口中气热，二便黄赤，眼上视连札，项背强直，痰涎潮响，脉数可辨。盖心有热，肝有风，心藏神，肝藏魂，风火相搏，神魂易动，故发急惊，关格不通，先用小红丸下之，或用搐鼻散与龙脑、麝香开关，又须茯苓、木通利小便。退热、治惊、化痰、驱风药多寒凉，概宜勿用。若遇庸手，无深病而攻之，反致痰热入经络，却成惊痫重症，宜定惊顺气，清热化痰为主，柴胡（平肝）、黄连（泻心）、枳实（顺气消痰）、贝母（泻

痰）、天麻（治风）、陈皮（泻痰顺气）、防风（治风）、苏子
（顺气）。清热，黄芩、黄连、山栀、龙胆草、连翘、犀角、
灯心、寒水石；消痰，枳实、胆星、天花粉、半夏、天竺黄、
贝母、牛黄、珍珠；治风，羌活、防风、柴胡、僵蚕、天麻、
蝉脱；治惊，全蝎、雄黄、朱砂、琥珀、钩藤；开窍，麝香、
石菖蒲、龙脑。用抱龙丸、苏合丸、牛黄丸、辰砂丸俱可。

惊风死症歌

项软多无力，喉间似锯牵，面红妆色见，目睛杳无光，鱼
口开粗气，脚冷直偏长，啮衣胡乱咬，瘀血泻于肠，睛开还又
合，浑身硬似僵，十般惊后病，休用更思量。

脉　法

急惊，风关黑纹直者，死。慢惊，气关紫纹两条传至风关
者，死。无此虽凶无妨。

慢惊　慢脾

慢惊因久病之后，诸经已虚，又过用凉剂，致脾胃微弱，
四肢无力，身体倦怠，面㿠白，眼不开，似搐不搐，时时瘛
疭，精神昏慢，唇口俱白，脉或浮或沉，身或温或凉，本无热

或壮热，本无痰而喉如拽锯，一团虚热痰也。脾胃虚弱，土受亏而木来侮，亦见惊搐，诸症俱渐缓，故名慢惊。以怯弱之儿大病之后，或外感风冷，脾胃益虚，风乘而入，逐风不可，驱惊不可，只宜温补，无汗下之理。若错用下痰药，痰随气降，气随痰绝矣。温补宜用：

茯苓　陈皮　天麻　防风　山药　扁豆　白术　全蝎　僵蚕　白附子　姜制半夏

弱甚加人参，不食加莲肉，寒甚加木香、丁香。纵急惊传来，用胆星化痰，白术调胃，勿用凉药。

慢脾惊多泻而得，胃虚惊久吐而成。脾肺子母也。脾胃一虚，肺气先病，则先顽痰。痰者，肺内所流，作小鸡声，时后瘈疭，眼偏开，由惊入也。宜用：

人参　白术　山药　肉蔻　木香　僵蚕　全蝎　天麻　丁香　白附子

有痰加半夏、胆星、贝母，甚者可用黑附子。

暑日热甚吐泻，亦成慢惊病。原药具吐泻门，寒甚可加附子。

儿月内温壮，翻眼，握拳，噤口，咬牙，身腰强直，涎潮呕吐，搐掣惊啼，腮缩囟开，或颊赤面青，眼上视，不可误作慢惊脾风，妄用温药，要视其眉间红赤鲜碧色者可用。

防风　黄连　枳实　胆星　全蝎　天麻

甚则牛黄丸、小红丸，猪乳化结。

风毒惊瘫鹤膝候

四肢痿痹不伸，胀痛不能忍者，风毒之气。宜：

防风　半夏　枳壳　羌活　天麻

在上用升麻、桔梗，在下用牛膝、木瓜。儿心悸不常及偏身肿痛，或手足不随，为惊瘫。若治稍缓，臂腕膝胫骨节之间流结，项核或膝肿，而肉消骨露如鹤膝状，并宜发汗，使腠理开通，则风热可治，而湿亦可去，使风不生而痰不作。莫作疮痈论，用黑牵牛半生熟为末，加入五苓散内酒调服。

痫

其症与惊风相似，血滞心窍，积惊成痫。外症神气怫郁，瞪目直视，面目牵引，口噤流涎，腹胀，手足抽掣，似生似死。或有声无声，或背项反张，或腰脊强直，发而时醒者，为痫。若强硬，终日不醒，为痉痓矣。要分阴阳，先发热惊掣啼叫为阳痫，大便实，小便赤，脉浮。病在脾在肌肤易治，勿用温药。反是病在脏在骨髓难治，为阴痫，勿用寒药。亦当于仰覆卧参看，惟利惊却风化痰为要。有犬羊牛鸡猪之异。儿有热痰，一不饮乳，眠睡不稳，常时惊悸，即用小红丸，减其盛气为妙。风痫者，汗出解脱，风乘虚入，初屈指如数，是有热生痰。惊痫者，震骇恐怖或打坠。积惊初时，精神恍惚，大叫。食痫者，食时得惊，停宿结聚，初时吐乳不食，大便酸臭，先寒后热。三者具用小红丸下之，后以：

胆星　半夏　神曲　天麻　防风　枳实　苦杏仁　苏子（或叶）　陈皮　全蝎　青黛　黄连　僵蚕　天竹黄　白附子

风痫加羌活、蝉脱、独活，惊痫加远志、茯神、石菖蒲，食痫加青皮、芦荟。

癫痫狂痉四症，皆始于心。心者，神明之舍，常欲安静。内邪外热，脾胃虚而不能制肾水，遂精神失守，恍惚多惊，四症作焉。重阴则癫，重阳则狂。痫则身软而醒，痉则身强而温，癫则悲喜歌哭，狂则谵语不食，弃衣而走。痫则卧地，嚼舌吐沫或作诸兽声，痉则反弓痰壅，皆风涎流滞心胞络也。失治则伤心，心伤则神去而死，宜清心消痰顺气为要。

贝母　胆星　紫苏　枳实　陈皮　黄连　青黛　远志　茯神　半夏曲　石菖蒲

腹　痛

食积痛，面黄腹胀，夜热日凉，宜小黑丸，甚则备急丸。饮食乍伤脾而痛，大便去而痛止，亦宜用小黑丸、备急丸下之。食得寒则凝，得热则散，更宜行气。有虫宜追虫散，又有痰痛，痰因气聚而滞，阻碍道路，气不通脉，小便不利，先宜小红丸，后服枳实、朴硝、石碱、半夏导痰开郁。若痛有常处而不移，是死血，宜归尾、桃仁、蓬术、枳实、青皮、砂仁、红花。腹鸣作痛，是水欲下而火欲上，宜二陈汤加黄连、山栀。脏寒有水而鸣，宜分三阴部分：中脘太阴，脐腹少阴，小腹厥阴。儿只是伤食，食积与虫宜消食止痛，开郁行气，先用小黑丸，备急尤妙，后用本方。

消食止痛本方

厚朴　苍术　制半夏　香附　枳实　青皮　陈皮　槟榔
砂仁　山楂　甘草　茯苓

痛甚加木香，食积加蓬术、三棱，伤食轻则本方去槟榔，虫加川楝、鹤虱，痰去厚朴、苍术，加见论中。死血用论中药，可加大黄；水下火上，本方去苍术、槟榔，加论中药；脏寒本方倍青皮、枳实，加木香、丁香或厚朴、干姜；热痛不宜本方；血虚腹痛，白芍药汤治。

虫

脏腑强盛，诸虫不为害，惟虚怯则湿热生虫，虫行求食作痛。上唇有疮，曰惑虫蚀其脏；下唇有疮，曰狐虫下食其肛。胃热则虫动，动则往来上下，心腹痛，面㿠白，叫哭仰体扑手，心神闷乱，吐涎沫或清水，沉沉默默。贯心者，心痛甚死；不贯心亦死。上半月虫头向上，可投药，易治；下半月虫头向下，难治。若病急，先以肥肉汁或糖蜜引转其头，然后用追虫末药。面黄，上有白团印是虫症，好吃布是肺虫，吃柞炭是肝虫，吃盐是肾虫，吃茶叶是心虫，吃酸物是胆虫，吃土是脾虫，各随本脏施治。脉当沉，若弦，今反洪大，是虫。虚小者生，紧急者死。寸脉沉滑是寸白虫。

陈皮　半夏　枳实　青皮　槟榔　蓬术　鹤虱　芜荑　雷丸　使君子　川楝根（已上虫药可选用）

心　痛

心属少阴君火，为脏腑之主，精神之舍，邪不能干，干之则伤心而神去，必面目俱黑，手足青至节，为真心痛，旦发夕死。今之心痛乃胃气当心作痛，治之痛止。若食后痛，治法须分新久。初起时明知受寒伤冷物，可用温散，如草豆蔻、枳壳、枳实、山栀等，丹溪用麻、桂。若脉坚实用温利药，如备急丸，丹溪用陈气汤。稍久则成郁热，若更用温散，宁无助火为痛乎？古方多用山栀为主，佐以姜汁。痛无补法，勿用人参、白术。此症不过痰火与食积耳，若大吐大泻尤妙。痛攻腰背，发厥呕吐，诸药不纳者，蛔虫，用鹅翎探出痰碗许而痛止。总宜消其痰、降其火。新者温散之。

降火消痰本方

枳实　枳壳　山栀　黄连　川芎　陈皮　白桔梗　花粉

香附　姜制半夏

新者去黄连，加麻黄、厚朴，痛甚加元明粉、石膏；火加青黛，痰甚加海石、胆星。喜食热物，必有死血停胃口，宜桃仁承气汤下之。一方：

元胡索一两　厚朴五钱　滑石五钱　红花五钱　归梢五钱　红曲五钱　桃仁三十粒

研如泥蒸饼丸，湿流胃脘作痛，宜小胃丹。有虫攻心作痛，论见虫门。寒邪客心胞络作痛，又有痞癖上攻心作痛，为抱心顺气理中汤。

乌药　香附　苍术　甘草　干姜

或用枳壳、青皮、木香、蓬术、半夏，或枳实亦可，丹溪用草豆蔻，寒热俱宜。治九种心痛：石菖蒲、赤芍、木通、五灵脂。

咽　喉

喉痹是风毒之气客于喉间，与血气相结而成肿塞。水浆不可下，甚者脓溃，名缠喉风。毒攻心腹而死，攻心则闷懊，闷懊则死矣。或为单双乳蛾，最为急症，多属痰热。先用吐法，甚者针刺去毒血，服甘桔汤。

甘桔汤

甘草　桔梗　元参　连翘　防风　荆芥

暑

小儿脾胃虚弱，腠理开疏，暑气乘虚而入，有似惊风者，宜香薷饮、黄连解毒汤俱可，六一散调服。

脱　肛

夫肺与大肠为表里。肛者，大肠之门。肺经实热则秘结不通，肺若虚寒则肠头出露。有因泻痢久，脾土虚，不能生肺金，故肛门脱而不收。宜补脾温胃，使金受母之益而气实，次则内投固肠之剂，外用敷洗之药。

敷肛散

龙骨煅　赤石脂煅　诃子肉各三钱

共为末，每用四五分敷上，每日敷三次即愈。先用荆芥穗、香附煎汤洗之。

又方

五倍子灰、鳖头灰敷妙。用净旧鞋底烘热托上。

热

小儿禀赋纯阳，血气热，易生热。有五脏热，五心烦热，四肢壮热，痰涎壅盛，目涩多渴。若上冲咽喉则与气血相搏结成喉闭，宜凉膈散。

凉膈散

山栀　薄荷　黄芩　连翘　元参　桔梗　陈皮　花粉　甘草　石膏　竹叶

甚者朴硝、大黄可加，或止加大黄。

黄　疸

此皆湿热蒸于脾胃，如合面相似。脾胃象土，其色黄，故发于外。生下黄名胎疸，母脏有热薰蒸于胎故也。若黄疸变黑疸，难治。治疸以利小便为主，小便利则黄自退，从食积来者亦可行，方内加食积药。

赤茯苓　陈皮　猪苓　泽泻　木通　茵陈　黄芩　黄连枳壳　山栀　山楂　苍术

重加大黄、槟榔。

淋症（附：白尿）

诸淋皆肾虚所致。心为火，肾为水，水火平，永无此疾。水火不平，心火燥肾水，肾虚，小肠、膀胱皆生热，故诸淋之症生。淋有五：有膏淋，如脂膏浮于水上，此肾虚不能制其肥液而不行也。有热淋，下焦有热，热传于肾，流入于胞，其溺黄涩热极，或出鲜血，茎中痛甚，甚至令人闷乱，遍身有汗而后流出，治法并宜行滞气，利小便，解邪热，平心火。心清则小便自利而血不妄，切不可用补药。气得补而愈胀，血得补而愈涩，热得补而愈盛愈痛也。亦有肾虚受寒，为冷淋。其症先寒战而后热，宜微温。

五淋主方

赤茯苓　陈皮　甘梢　山栀（化肺气）　车前子　木通　莲肉　黄连　块滑石　猪苓　泽泻　瞿麦　灯心　升麻炒　柴胡炒

膏淋加黄柏，冷淋加沉香、木香，热淋宜本方加淡竹叶，血淋加蒲黄、地榆，石淋加生淡竹叶，利小便药内少加升麻、柴胡，不然气不行也。

儿溺白尿，由饮食不节，致伤脾胃，胃中浊气渗入于膀胱，故清浊不分，尿白如米泔也，宜燥中宫之湿。用：

厚朴　苍术　半夏　枳实　青皮　山楂　香附　茯苓　陈皮　甘草

亦有心膈伏热者，宜清心利水。以：

黄连　莲肉　茯苓　甘草梢　陈皮　厚朴　猪苓　车前子　滑石　泽泻　灯心

眼目赤肿

暴眼赤肿，此肝热也。初起必因风，不可用寒凉之剂，四五日方可用。当先羌活、柴胡，散风后用当归、黄连等。

川芎　当归　黄连　山栀　连翘　防风　元参　陈皮　羌活　甘草　赤芍　龙胆草

有医加木贼、决明、蝉脱、蔓荆子。

痧　疹

痧疹，腑病也。发独藏肺经，虽是胎毒，多带时行。大抵冬温宜发痧，与发痘相类。痧则变多，比痘尤重，稍感寒或食生冷。疹则隐于肌肤而喘，遂致不救，非若痘症有色可验，有朝数可据也。发必身无毫缝，红肿方为发透，不然而喘作矣。其初发必极热或寒热兼发，形类伤寒，目泪咳嗽，烦躁，鼻流清涕。以火照之，隐隐于皮肤之中；以手扑之，磊磊于肌肉之内。乍隐乍见，随出随没，没而复出，现而复隐。根窠若肿，是兼瘾也，皮肤若赤，是夹斑也。锦纹明润为顺，紫黑暗惨为逆，若略现复隐，此又逆之甚者也。治宜微汗以疏其气，清利以泄其邪。鼻衄则热解，肺开窍于鼻也。泄泻毒下，肺与大肠为表里也。所畏干热，不妨咽痛。出太迟宜发表，太密宜解毒。衣被不宜过热，大忌清凉，疹则隐矣。方书用黄芩、黄连、人参，谬矣。余家治此名称独步，旧用升麻汤，当归腻膈，芍药酸寒，皆所不宜。余家世用防风汤。

防风汤

防风　荆芥　贝母　鼠粘子　桔梗　枳壳　干葛　地骨皮
川芎　木通　天花粉

未透用麻黄，色太赤用连翘、黄芩，甚则用石膏、山栀、元参，色白淡用当归，嗽甚用桑白皮、杏仁，或加麻黄。始发而嗽，肺气泄也，不治无妨；疹后而嗽，尤宜泄肺。喘甚倍加杏仁、麻黄、苏子，或紫菀、马兜铃、款冬花，甚则倍生甘草、桔梗、鼠粘。小便涩用黄芩、山栀、木通。余家不拘时候，专主前方，稍加酒以助药性，人尤不知也。或疹时而吐泻大作，发喘，或身汗不止而喘，黄芪与防风并用。防风泻肺实，得黄芪而功益神效也。前此症发一周时，今有十日半月者，必眼红，脚底赤，方为发透，不然则为凶症。出用温和，透用清凉，不易之定论也，亦必尽退，方免后患。

痧疹后四危症

——其肌肤壮热，是毒入诸脏，肉消骨立，发枯肤悴，此名痧疳，十难救一。用：

黄芩　黄连　山栀　龙胆草　芦荟　当归　郁金　干蟾头
甚则用银柴胡、胡黄连。余家肥儿丸用之颇效，又名芦荟丸。

——其咳嗽胸高气喘，是毒留肺经，或不禁酸寒所致。用：

葶苈　杏仁　天冬　麦冬　石膏　知母　苏子　马兜铃

如面青声嘎不治。

——其走马牙疳，口齿生疮臭烂，若黑色如老酱，画碎无血出与走入咽喉者不治。

——其痧痢赤白，治如痢法，加防风、连翘。赤痢用扁豆、柏叶、荆芥穗、樗皮、滑石，又外用芫荽煮酒，苎麻和酒，遍身括之。令毛孔开，疹易透也。凡痧不得透，用绵纱煮浓汤，饮之立透。又有一种疑痧，世人不知，儿生月内外，斑驳如疹，而不咳嗽。此是胎中受热，血气热凝，一吃后天乳汁，气冲而血未和，乃有此症。切莫认为痧子，余家遇此，亦移是疹，乃迁就之说也。

凡疹方出已出，俱忌：猪肉、胡桃、荸荠、橘子，一切生冷之物。

已出后又忌：鸡、鱼、盐、酸、辛辣。

食鸡令再出，食盐、酸令咳嗽不止，食五辛令生惊。得此诀者，识之。

《陈氏幼科秘诀》终